Besser-Siegmund

Nie wieder Heißhunger!

Cora Besser-Siegmund

Nie wieder Heißhunger!

- Wie Sie den täglichen Attacken widerstehen und sie auf Dauer vergessen
- Insulin – der unbekannte Auslöser
- Ursachen erkennen, die Psyche überlisten

TRIAS

Bibliographische Information Der Deutschen Bibliothek –
Die Deutsche Bibliothek verzeichnet diese Publikation in der Deutschen Nationalbibliografie; detaillierte bibliographische Daten sind im Internet über http://dnb.ddb.de abrufbar.

Umschlaggestaltung:
Cyclus · Visuelle Kommunikation,
Stuttgart

Umschlagfoto vorn:
Fridhelm Volk

Programmplanung: Sibylle Duelli

Bildnachweis: Verlagsgruppe Lübbe: S. 13, 20, 24, 27, 32, 35, 39, 46, 48, 55, 59, 62, 66, 72, 90, 94, 98, 101, 105, 111; Archiv der Thieme Verlagsgruppe: S. 11, 16, 29, 43, 65, 79, 82, 87, 97, 103, 106, 109; Fridhelm Volk: S. 77

Wichtiger Hinweis:
Wie jede Wissenschaft ist die Medizin ständigen Entwicklungen unterworfen. Forschung und klinische Erfahrung erweitern unsere Erkenntnisse, insbesondere was Behandlung und medikamentöse Therapie anbelangt. Soweit in diesem Werk eine Dosierung oder eine Applikation erwähnt wird, darf der Leser zwar darauf vertrauen, dass Autor und Verlag große Sorgfalt darauf verwandt haben, dass diese Angabe **dem Wissensstand bei Fertigstellung des Werkes** entspricht. Für Angaben über Dosierungsanweisungen und Applikationsformen kann vom Verlag jedoch keine Gewähr übernommen werden. **Jeder Benutzer ist angehalten,** durch sorgfältige Prüfung der Beipackzettel der verwendeten Präparate und gegebenenfalls nach Konsultation eines Spezialisten festzustellen, ob die dort gegebene Empfehlung für Dosierungen oder die Beachtung von Kontraindikationen gegenüber der Angabe in diesem Buch abweicht. Eine solche Prüfung ist besonders wichtig bei selten verwendeten Präparaten oder solchen, die neu auf den Markt gebracht worden sind. **Jede Dosierung oder Anwendung erfolgt auf eigene Gefahr des Benutzers.** Autor und Verlag appellieren an jeden Benutzer, ihnen etwa auffallende Ungenauigkeiten mitzuteilen.

Satz: Fotosatz H. Buck, Kumhausen
Druck: Westermann Druck Zwickau GmbH

Gedruckt auf chlorfrei gebleichtem Papier

ISBN 3-8304-3200-3 1 2 3 4 5

Vorwort

Heißhungerattacken machen ihrem Namen alle Ehre. Sie sorgen nicht nur dafür, dass Schokolade, Käse, Chips, Pizzas oder Torten verschwinden und Kühlschränke leergefegt werden. Ebenso vernichten sie in wenigen Minuten sämtliche guten Vorsätze und alles Wissenswerte, was die Betroffenen jemals zum Thema »gesunde Ernährung« angesammelt haben. So hinterlassen Heißhungerattacken außer überflüssigen Pfunden auch noch die schwere Last eines schlechten Gewissens.

Dieses schlechte Gewissen führt wiederum zu dem natürlichen Bedürfnis, das emotionale Erleben verbessern zu wollen – beispielsweise mit übermäßigem Essen. Bei diesem Teufelskreis wird nicht nur der Körper schwer, sondern auch die Psyche. Nicht umsonst nutzt die Umgangssprache für psychische Befindlichkeiten so denkwürdige Redeweisen wie »es schwer haben« oder »es sich leicht machen«.

Dabei sieht es meist ganz leicht aus: »Verlieren Sie zehn Pfund in einer Woche«, so verkünden unzählige Zeitschriften die frohe Botschaft vom schnellen Abnehmen. Empfohlen werden da nicht nur Diäten, sondern auch schlichtes Nicht-Essen – umgangssprachlich Fasten genannt. Hunderte von Klienten, die ich in den letzten Jahren zu diesem Thema interviewte, gaben an, erst nach diesen Crash- oder Fastenkuren plötzlich unter Heißhungerattacken gelitten zu haben. Zuvor waren sie »einfach nur so« übergewichtig. Unbewusste, gedankenlose Ess- und Bewegungsgewohnheiten hatten für die nicht erwünschte Körperfülle gesorgt. Aber gerade das bewusste Abnehmenwollen machte dann alles noch schlimmer. »Ich habe in den letzen dreißig Jahren 500 kg abgenommen«, erzählte mir einmal eine Frau zu diesem Thema. »Abnehmen ist bei mir gar nicht das große Problem – aber beim Versuch, das neue Gewicht zu halten, sind die Heißhungerattacken immer schlimmer geworden.«

Wir arbeiten in unserer Praxis seit Jahren erfolgreich mit dem »Easy-Weight-Programm«. Die Devise heißt hier: »Abnehmen beginnt im Kopf«. In den letzten Jahren hat sich diese Erkenntnis noch um äußerst wertvolle Erkentnisse aus der Gehirnforschung, der Trauma-Therapie und der Stoffwechsel-Forschung ergänzt. Höchstwahrscheinlich hat Abnehmen gar nicht so viel mit den berühmten »grauen Zellen« zu tun, die unser gewolltes Denken, Sprechen und Verhalten organisieren. Das Essen- und Hungerthema sitzt quasi eine Etage tiefer: im so genannten limbischen System mit seinen Mandelkernen. Diese entwicklungsgeschichtlich sehr alte Gehirnregion ist für unsere Gefühle, automatische Körperreaktion und althergebrachte Instinkte zuständig und scheint sensibel auf unseren Stoffwechsel zu reagieren. Hier entscheidet sich auch, ob wir Angst haben, angreifen wollen, Lust empfinden – oder eben auch hungrig sind.

Radikale Diäten scheinen dieses Überlebenszentrum in höchste Alarmbereitschaft zu versetzen. Dieser Gehirnbereich mobilisiert bei jeglichem Nahrungsmittelentzug offensichtlich überlebenswichtige Urkräfte, die wir zivilisierten Menschen dann Heißhungerattacken nennen. Beispielsweise sorgen dann auch Hormone für einen stark gesteigerten Hunger. Das in diesem Buch vorgestellte Prinzip kämpft nicht mit diesen Urkräften, sondern versucht, diese als Verbündete auf dem Weg zu einem gesunden Körpererlebnis zu gewinnen.

Eine der hier vorgestellten Methoden zur effektiven Heißhungerreduktion heißt beispielsweise »wingwave«. Dabei erinnert der Wortbestandteil »wing« an die Flügel eines Schmetterlings. Es gibt eine schöne Metapher: »Manchmal reicht der Flügelschlag eines Schmetterlings, um auf der anderen Seite der Erdkugel das Wetter zu ändern.« Das bedeutet gleichzeitig, dass der kleine »wing« für diese große Wirkung haargenau an der richtigen Stelle ansetzen muss. Beim Thema Heißhunger ist dieser exakte Ansatzpunkt das Emotionszentrum und nicht etwa die Vernunft und der Verstand eines Menschen.

Zusätzlich verdeutlicht die Flügel-Metapher die große Bedeutung einer optimalen Zusammenarbeit unserer beiden Gehirnhälften für »tragende« Höhenflüge und auch erfolgreiche Landungen – also für unsere persönlichen Erfolge. Deshalb werden in diesem Buch viele Übungen zur Synchronisation der Gehirnhälften-Zusammenarbeit vorgestellt. Das »wave« im Namen wingwave stellt eine Assoziation zum englischen Begriff »brainwave« her, was sinngemäß »tolle Idee«

oder »Geistesblitz« heißt. Und genau diese Brainwaves werden durch die wingwave-Methode gezielt hervorgerufen.

Mit diesem Ansatz entfällt ein Gegen-sich-Angehen zugunsten eines »Mit-sich-versöhnt-Seins« auf dem Weg zur schlanken Figur. Das wingwave-Prinzip wirkt genau an der Stelle, wo Heißhunger entsteht: Im Emotionszentrum wird die durch Diäten chronisch mobilisierte Hunger-Panik wieder besänftigt und friedlich gestimmt. Das Ergebnis ist ein wohltuender innerer Abstand zum Thema Essen insgesamt. Mit der so gewonnenen körperlichen Gelassenheit wird es Ihnen wieder möglich, Essen qualitativ und geschmacklich zu genießen, anstatt es in Massen hineinzuschaufeln. Auf dieser entspannten Grundlage können Sie sich dann leicht und schnell an die in diesem Buch beschriebenen Ernährungs- und Verhaltensformen gewöhnen, welche Ihnen ein langfristiges Schlanksein ermöglichen.

Vor allem möchte ich Ihnen mit diesem Buch zeigen, dass »schwere« Probleme nicht immer auch mit schweren Geschützen bekämpft werden müssen, um sie zu lösen. Wichtig ist nicht, dass etwas Gewaltiges geschieht, sondern dass das richtige Wirkprinzip gefunden wird – und Richtiges kann auch leicht sein. Man kann nur leicht werden, wenn man es sich nicht immer schwer macht.

Dieses Buch wurde für alle Menschen geschrieben, die manchmal oder öfter gegen den bewussten Verstand zu viel von irgendetwas essen, was sie eigentlich gar nicht wollen. Daher sind hier natürlich auch schlanke Menschen angesprochen, die ja auch oft dieses Problem gut kennen. Da ungewollte Heißhungerattacken oft die Vorphase für die Entwicklung einer Bulimie (Ess-Brech-Sucht) sind, können auch Leser, die unter dieser Essstörung leiden, von den Ausführungen profitieren. Jedoch reichen für dieses Thema die im Buch vorgestellten Methoden nicht aus, denn Bulimia nervosa ist leider eine Erkrankung, die professioneller therapeutischer Hilfe bedarf. Interessanterweise erheben viele Krankenversicherungen deshalb bei Personen mit Untergewicht heutzutage ebenso einen Risikozuschlag, wie es sonst schon länger bei Übergewicht üblich war. Denn Essstörungen wie Bulimia nervosa oder gar Magersucht verursachen heutzutage fast mehr Behandlungskosten pro Person als Übergewicht und dessen Krankheitsfolgen. Lesen Sie bei derartigen Problemen bitte in der entsprechenden Fachliteratur, welche sich gezielt mit diesen Themen beschäftigt, weiter. Möchten Sie noch mehr über die seelischen Ursachen von Zu-viel-Essen erfahren, erhalten Sie darüber vielfältige Informationen in unserem Easy-Weight-Buch (siehe »Literatur«).

Allen Lesern wünsche ich mit diesem Buch die »Entdeckung der Leichtigkeit«.

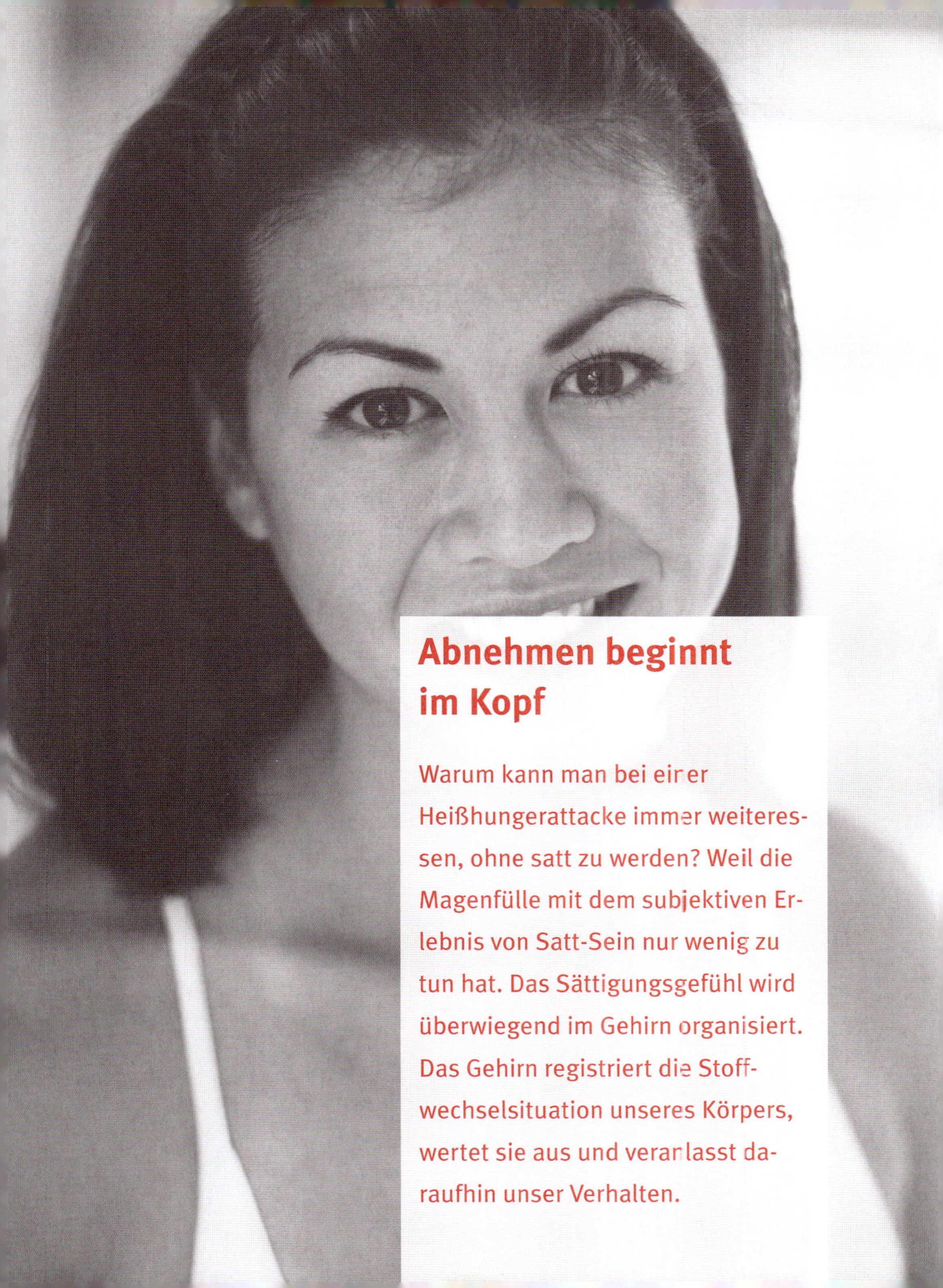

Abnehmen beginnt im Kopf

Warum kann man bei einer Heißhungerattacke immer weiteressen, ohne satt zu werden? Weil die Magenfülle mit dem subjektiven Erlebnis von Satt-Sein nur wenig zu tun hat. Das Sättigungsgefühl wird überwiegend im Gehirn organisiert. Das Gehirn registriert die Stoffwechselsituation unseres Körpers, wertet sie aus und veranlasst daraufhin unser Verhalten.

Das ist wie mit der Körpertemperatur: Wenn wir beispielsweise frieren, ist das Gehirn die Instanz, die uns dazu bringt, eine Jacke anzuziehen oder ein Fenster zu schließen. Ist die Temperatur angenehm, bleiben wir ruhig sitzen.

Und ist der Stoffwechel ausreichend ausgeglichen und gesättigt, meldet uns unser gesamtes Nervensystem ein angenehmes »genug«. Deswegen hat Sättigung nicht nur mit der Nahrungsmenge, sondern auch mit der Stoffwechselqualität von Essen und Trinken zu tun. Je hochwertiger das Essen ist, desto schneller fühlen wir uns satt. Die Ernährungwissenschaftler sprechen hier von »Nährstoffdichte«. Die beste Kostform zur Erreichung dieser Nährstoffdichte ist offensichtlich die so genannte »Mittelmeerkost« oder mediterrane Ernährungsweise, die später vorgestellt wird.

Körperliche Nahrung reicht nicht

Doch unser Gehirn reagiert nicht nur auf körperliche, sondern auch auf geistige Nahrung. Jedes psychische Erleben wird auf der Grundlage von Nervenbotenstoffen in unserem Nervensystem organisiert. Sicher haben Sie schon einmal von den so genannten Glückshormonen, den »Endorphinen« gehört. Außer diesem Stoff gibt es aber auch noch eine Reihe von anderen Substanzen, die unser psychisches Erleben aufhellen. Eine besondere Rolle spielt dabei beispielsweise das Serotonin, welches bei depressiven Menschen erwiesenermaßen nur unzureichend produziert wird.

„Psychostoffe" in der Nahrung

Diese »Psychostoffe« gelangen zum einen natürlich durch Nahrung in unseren Körper. Aber richtig ausgeschüttet werden sie erst, wenn wir ganz einfach schöne Dinge erleben. Nicht umsonst heißt es, dass man sich nicht »sattsehen« kann oder dass ein Musikkonzert ein »Ohrenschmaus« ist. Oder denken Sie an den berühmten »Lebenshunger«. Damit ist bestimmt nicht gemeint, dass ein Mensch sich einen Daueraufenthalt in seinem Lieblingsrestaurant wünscht.

Menschen mit Lebenshunger sehnen sich nach einem »erfüllten« Leben. Ein erfülltes Leben macht satt. Die Sättigung erfolgt durch ausreichend viele positive Emotionen wie Freude, Zufriedenheit und Erfolgsgefühle. Das erst führt zu einem optimalen Stoffwechselcocktail im Nervensystem und somit zum Satt-Sein im Kopf. Über dieses mentale Satt-Sein haben viele Heißhunger-Betroffenen oft nur unzureichendes Know-how. Aus diesem Grund werden Sie speziell in die-

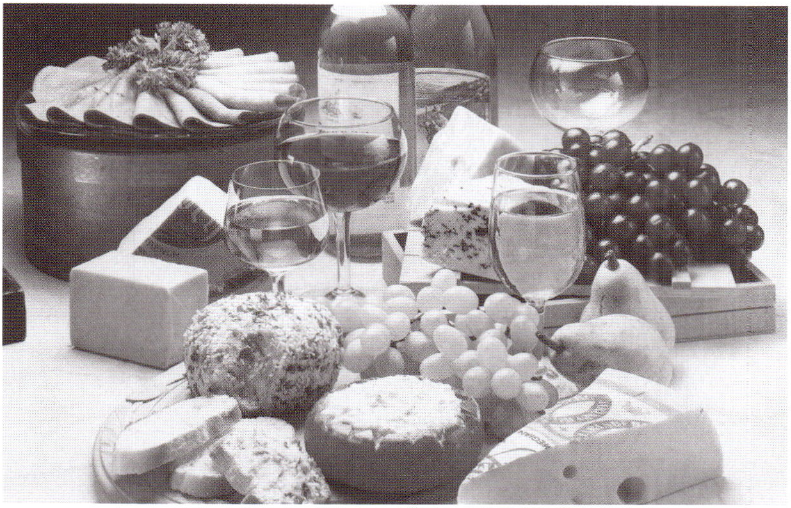

Nicht alles, was uns schmeckt, tut uns auch gut

sem Buch nur wenig Ernährungsempfehlungen und keine Rezepte finden, denn zu diesem Thema gibt es schon eine Fülle von sehr guten Büchern. Dieses Buch richtet sich – genau wie unser Easy-Weight-Buch (siehe »Literatur«) – gezielt an Menschen, die schon alles über gesunde Ernährung wissen, dieses Wissen aber nicht so leben können, wie sie es sich wünschen. Wir zeigen Ihnen hier, wie Sie im Kopf satt werden können. Denn erst dann können auch die Wünsche nach gesunder Ernährung gelebte Wirklichkeit werden.

Werden Sie im Kopf satt!

Zusätzlich lernen Sie, wie Sie durch konstruktives Denken Ihre Einstellung zum Thema Essen ändern können. Sie erleben dann, wie Essen zu einem Randthema in Ihrem Leben werden kann. Sicher ist und bleibt gesunde Ernährung ein wichtiges Anliegen in Ihrem Leben. Aber das Thema muss nicht auf dem mentalen Bildschirm den ganzen Platz einnehmen. Es gibt wichtigere Themen im Leben als Kalorienzählen, das Auffinden von versteckten Fetten oder Diätrezepte. Erst wenn das Thema Essen im Kopf »abnimmt«, sind Sie in der Lage, im äußeren Verhalten weniger und gleichzeitig vernünftiger zu essen.

Und nicht nur die Einstellungsänderung zum Essen spielt sich im Kopf ab. Hier existiert noch ein weiterer Schlüssel auf dem Weg zu einem gesunden Schlanksein. Denn im Gehirn ist unser Körperschema gespeichert und damit auch Gewicht und Umfang. Das muss so sein, damit wir uns beim Durchschreiten der Tür nicht Körper oder Ellenbogen stoßen oder damit beim Schreiben Motorik und Schwere des Arms optimal koordiniert werden. Deshalb kann man nicht erwarten, dass ein Gehirn innerhalb von vierzehn Tagen – so lange dauern beispielsweise Crashdiäten oder Fastenkuren – das gespeicherte Körperschema komplett umstellt.

Das Gehirn muss das Körperschema neu lernen

Denn ein funktionierender Körper ist viel mehr als eine Ansammlung von Pfunden – so wie es in der Viehzucht oft gesehen wird. Ein Körper will bewegt, gefühlt und gelebt werden. Er ist das Haus unserer Seele. Äußeres Abnehmen kann nur erfolgreich langfristig wirken, wenn sich auch innerlich das Körperschema ändert. Auch zu diesem Thema finden Sie in diesem Buch einige Mentaltraining-Strategien.

Bei allen Überlegungen gilt: »Schlanksein und Einstellungsänderungen beginnen im Kopf.« Deshalb sollen Sie zunächst die Instanz kennen lernen, welche für alle erfolgreichen Verhaltensänderungen in Ihrem Leben zuständig ist: mit dem menschlichen Gehirn. Nur durch konstruktive Gehirnbenutzung verschwinden Heißhungerattacken und entsteht gesundes Schlanksein.

Die Bedingungen für ein »Schlanksein im Kopf«

Zunächst brauchen Sie eine optimale Stoffwechselsituation im Gehirn und im gesamten Nervensystem:

- eine hohe und regelmäßige Nährstoffdichte durch gesunde Ernährung
- eine hohe und regelmäßige Konzentration von positiven »Psycho-Stoffen« wie Serotonin oder Endorphine, welche den »Lebenshunger« stillen

Außerdem ein schlankes Body-Image:

- Sie können Ihren schlanken Körper unter Ihren Pfunden fühlen.
- Sie bewegen sich wie ein schlanker Mensch.
- Sie können sich Ihr schlankes Selbstbild lebhaft vorstellen.
- Essen ist nur ein Randthema auf dem inneren »Bewusstseinsbildschirm«:

- Sie können das Thema »Essen« stundenlang vergessen, weil es für Sie interessantere Themen gibt.

Frieden im Emotionszentrum:

- Sie haben seit mindestens einem halben Jahr nicht mehr gefastet oder eine Radikaldiät durchgeführt, so dass in Ihrem Esszentrum kein »Verhungern-Alarm« aktiviert ist.

Das innere Universum: unser Gehirn

Wir haben zwei Gehirnhälften

Sicher haben Sie schon davon gehört oder gelesen, dass unser Großhirn in zwei Hälften – auch Hemisphären genannt – unterteilt ist. In der Regel versorgt die linke Hälfte die rechte Körperseite und die rechte Gehirnhälfte die andere – also über Kreuz. Man weiß, dass die beiden Gehirnhälften für unser Denken, Erleben und Verhalten unterschiedliche Kapazitäten bereithalten. So wird Kreativität beispielsweise der rechten Gehirnhälfte zugeordnet. Hier der entsprechende Funktionsüberblick:

linke Gehirnhälfte	rechte Gehirnhälfte
denkt in Begriffen Sitz von Logik und Sprachintelligenz analysiert, organisiert und kontrolliert	denkt in Bildern und Analogien benimmt sich phantasievoll und »unvernünftig« Platz für Emotionen, Spontanität und Intuition

Ideen reichen nicht – Kreativität ist gefragt

Lange Zeit war die rechte Gehirnhälfte nahezu die »Lieblingshälfte« der Mentaltrainer und Positivdenker, da sie für Ideenfülle und damit auch für erfolgreiche Veränderungsprozesse verantwortlich zu sein schien. Heute weiß man aber, dass nicht nur die rechte Gehirnhälfte kreatives Handeln ermöglicht, sondern dass erst das intensive und harmonische Zusammenspiel beider Gehirnhälften Kreativität und somit neue Lösungswege im Kopf und im Leben eines Menschen ermöglichen. Denn Kreativität bedeutet nicht nur, viele gute Ideen zu haben, sondern Kreativität ist vor allem die Kunst, aus Ideen im Kopf gelebte Taten werden zu lassen. Vielleicht kennen Sie schon den schönen Spruch: »Träume nicht dein Leben, sondern lebe deine Träume.«

> Für die Umsetzung der Idee in die Tat sind unbedingt auch die Fähigkeiten der linken Gehirnhälfte erforderlich. Zwischen den beiden Gehirnhälften gibt es eine dichte Anzahl von Nervenverbindungen, die bewirken, dass sich die Hälften »unterhalten« können. Sie erhalten daher später Übungen, welche die Koordination der beiden Gehirnhälften beim Thema Essverhalten stärken. Die größten Potenziale unseres Gehirns basieren also nicht nur auf der Funktionalität verschiedener Gehirnzentren, sondern auf der Art und Weise, wie diese Zentren miteinander vernetzt sind. Diese Vernetzung verleiht dem Gehirn eine riesige Kapazität, die nach Auffassung der Gehirnforscher kein Mensch bis ans Ende seines Lebens voll ausnutzen kann.

- Das menschliche Gehirn besitzt mindestens 100 Milliarden Gehirnzellen. Etliche Forscher gehen sogar von einer Billion Zellen aus. Würden die Zellen eines einzelnen menschlichen Gehirns hintereinander aufgereiht werden, ergäbe sich eine Strecke, die von der Erde bis zum Mond reicht.
- Ein Baby muss im Mutterleib bis zum Zeitpunkt seiner Geburt über neun Monate pro Sekunde mindestens viertausend Gehirnzellen gebildet haben, damit es dann als neuer Erdenbürger auch seine Billion Gehirnzellen zusammen hat.
- Jede Gehirnzelle bildet dann Nervenenden aus. Auf diese Weise hat sie – ungefähr im 20. Lebensjahr – Kontakt zu jeweils zehntausend anderen Gehirnzellen. So beträgt die Anzahl der Vernetzungsstellen ungefähr eine Billion hoch zehn. Würde man diese Verbindungsmöglichkeiten aneinanderhängen, ergäbe sich bei einem einzelnen Gehirn eine Strecke, die 26-mal so lang ist wie die Entfernung Erde – Mond.
- Die Gehirnzelle verhält sich lebendig. Sie reagiert auf jede Sinneswahrnehmung von außen. Wenn sich das Gehirn etwas merkt – sei es ein Wissen, ein Verhalten oder eine Befindlichkeit – legt es sich mithilfe der lebendigen Gehirnzellen eine Gedächtnisspur an. Die Nervenenden verbinden sich und programmieren so die neue Information. Eine so zusammengewachsene Gedächtnisspur nennt man Engramm. Ein und dieselbe Gehirnzelle ist nicht nur an einem, sondern offensichtlich gleichzeitig an mehreren Engrammen beteiligt.

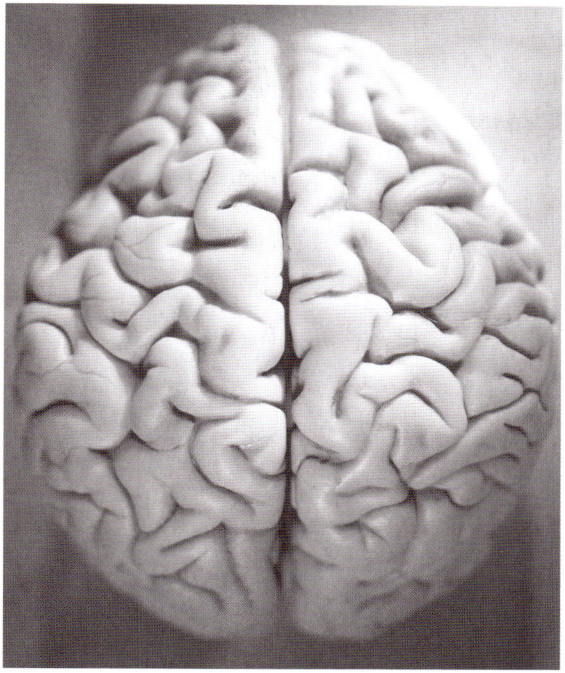

Die Kapazität des Gehirns ist riesig

- Die Verbindung zwischen den Nervenenden der Gehirnzellen nennt man Synapsen. Das Gehirn kann die durch synaptische Verbindungen geschalteten Engramme jahrelang stabil aufrechterhalten, ohne dass das Programm aktiv genutzt wird. Sind Sie beispielsweise zwei Jahre lang nicht mehr Fahrrad gefahren, können Sie dennoch sofort wieder aufsteigen und beherrschen den »Drahtesel« wie zuvor. Aus diesem Grund ist es auch wichtiger, ein schlankes Körperschema und ein gesundes Essverhalten durch Mentaltraining als neue, veränderte oder erweiterte Engramme aufzubauen.

Das Gehirn kennt keine Platzprobleme. Insofern müssen wir bei Veränderungswünschen gar nichts ablegen, verlernen oder »aus dem Kopf schlagen«, wir können unsere Mängel durch Erweiterung und Neu-Lernen ausgleichen.

Aber wie kann es dann sein, dass wir dann überhaupt noch Probleme haben, wenn unser Gehirn ein solches Wunderwerk der Natur ist? Das liegt daran, dass unser Gehirn auch richtig angesprochen werden möchte, um unsere Wünsche an uns selbst zu erfüllen. Denn es reicht nicht allein aus, ein Gehirn zu besitzen. Entscheidend ist das richtige Know-how bei der Gehirnbenutzung.

Wie funktioniert erfolgreiche Gehirnbenutzung?

Am wichtigsten ist die Erkenntnis, dass unser Gehirn nicht in der Lage ist, entsprechend unseren Wünschen mit einem »Nein« oder »Nicht« umzugehen. Ein Beispiel: Denken Sie jetzt bitte nicht an ein Krokodil! Was passiert? Natürlich – sofort taucht die große Echse vor dem geistigen Auge auf. Denn unser Gehirn reagiert blitzschnell auf Wörter – seien es gehörte, gelesene oder gedachte Begriffe. Und schon wird die Gedächtnisspur – bzw. das Engramm – aktiviert, welche unser Wissen oder unsere Vorstellungen von Krokodilen für uns gespeichert hat. Aus diesem Grund denkt man nie so viel ans Essen wie während einer Diät: kein Kuchen, keine Schokolade, kein Rahm-Camembert, keine Pizza – und schon hat man den schönsten Krokodil-Effekt.

Sättigen Sie Ihr Gehirn mit anderen Inhalten

Deshalb gilt es, das Gehirn mit Themen zu sättigen, welche sich mit anderen Inhalten beschäftigen: Menschen, Bilder, Klänge, Gefühle usw. Das innere Essensthema hingegen sollte demgegenüber klein und blass werden. Hier geht es wortwörtlich um die Einstellungsänderung. All unsere Einstellungen bewirken das Phänomen der selektiven Wahrnehmung. Wollen Sie sich beispielsweise ein bestimmtes Auto kaufen, passiert etwas Seltsames: Kurze Zeit nach der Entscheidung für Modell und Farbe entdecken Sie dieses Auto plötzlich an jeder Straßenecke, was vorher nicht der Fall war. Es kommt Ihnen so vor, als wären sie über Nacht wie Pilze aus dem Boden geschossen.

Sind Frauen schwanger, sehen sie plötzlich überall andere schwangere Frauen, was vorher nicht der Fall war. Und warum gehen viele Menschen teilnahmslos an einem Zigarren- oder Handarbeitsgeschäft vorbei? Das tun sie nur, wenn die Zigarre oder Strickwolle oben im Kopf lediglich klein, blass und schemenhaft vorkommt.

Mithilfe dieses Buches können Sie aus Ihrem Kühlschrank ein Zigarren- oder Handarbeitsgeschäft machen bzw. irgendetwas, was Sie persönlich beim Denken an die »heiße Ware« im Eisschrank »cool« bleiben lässt.

Außer dem Know-how für eine gelungene Einstellungsänderung und somit neues Lernen ist auch unsere allgemeine Verfassung ganz entscheidend für unsere persönlichen Erfolge. So hat bei vielen Menschen Heißhunger eher mit Stress- als Genusserleben zu tun. Jeder psychische Erlebniszustand wird maßgeblich vom Gehirnstoffwechsel organisiert. Fühlen wir uns wohl, »tummeln« sich Stoffe wie Serotonin oder gar die bekannten Endorphine – auch Glückshormone genannt – an den Verbindungen zwischen den Gehirnzellen, also an den Synapsen. In der Stressaktivierung hingegen machen sich blitzschnell Stresshormone wie Adrenalin oder Cortisol an diesen Schaltstellen breit. Geschieht dies zu lange oder zu intensiv, schaltet die Psyche auf »Tunnelblick« um, der meistens nur noch Platz für einen Gedanken, wie z. B. »Hunger« oder »Essen« hat. Alle klugen Überlegungen und guten Vorsätze sind dann wie ausgelöscht – ähnlich der Black-out-Situation bei der Prüfung, wo einem nicht mehr einfällt, was man alles gelernt hat.

Heißhunger ist eher Stress als Genusserlebnis

Und genau aus diesem Grund nützt Ihnen alles Wissen über Kalorien, gesundes und vernünftiges Essverhalten bei einer Heißhungerattacke rein gar nichts. Deshalb sollten Sie lernen, wie Sie Ihr Nervensystem gezielt in einen kreativen Zustand der »Weitwinkel-Wahrnehmung« beim Essen versetzen und halten können. Dazu erfahren Sie im nächsten Kapitel weitere wichtige Details zum Thema Gehirnfunktion und Gehirnbenutzung.

Das Thema Stress

Dauerstress macht anfällig für Heißhungerattacken

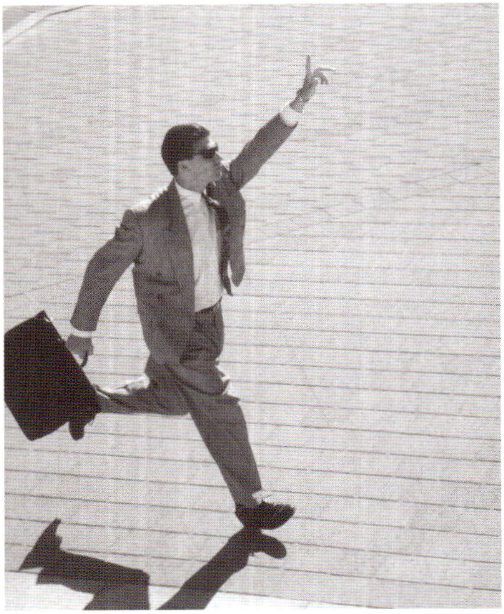

Stress entsteht immer, wenn wir mit unserem Denken und Handeln nach Lösungen und Erfolgen streben. Im Anfangsstadium dieses Strebens kann Stress außerordentlich anregend wirken. Man konnte sogar nachweisen, dass Stress das Wachstum der Gehirnzellen-Verbindungen anregt. Dieser positive Effekt hält jedoch nur an, wenn das Denken und Handeln von einem spürbaren Fortschritt, einer Lösung oder gar einem Erfolg gekrönt wird. Das führt dann wieder zu Erleichterung und körperlicher Entspannung. Für unsere allgemeine Gesundheit ist es wichtig, dass sich Stress und Entspannung regelmäßig abwechseln.

Ist dies nicht der Fall, können wir schon nach kurzer Zeit in einen Dauerstress geraten. Permanente Unruhe und ein ständiges subjektives Unbehagen sind die Folge. Diese Art von Dauerstress macht viele Menschen anfällig für Heißhungerattacken, da Essen kurzfristig beruhigt, auch wenn andere Entspannungsmöglichkeiten versagen. Deshalb ist ein ausgewogener Leistungs-Entspannungs-Rhythmus die beste Prävention gegen Stress-Essen.

Stress und Entspannung sollten sich regelmäßig abwechseln

Bis vor kurzem hat man in der Stressmedizin zwischen zwei Stress-Sorten unterschieden: dem Eustress, dem so genannten positiven Stress, wie er bei der Beschäftigung mit positiven oder gar begeisternden Inhalten und Dingen auftritt, und dem Disstress, der die Beschäftigung mit unangenehmen Dingen begleitet, welche beispielsweise mit Angst oder Ärger einhergehen.

Heute hat man herausgefunden, dass beide Stress-Sorten gleichermaßen zum Ausverkauf unserer Reserven führen können. Deshalb muss auch positiver Stress immer wieder durch regelmäßige Entspannung und Erholung aufgefangen werden.

Die Bedeutung des limbischen Systems für unser Essverhalten

Eigentlich gilt unser Großhirn mit seinen beiden Gehirnhälften als die Krone der biologischen Schöpfung. Hier wird mit den berühmten »grauen Zellen« unser menschlicher Verstand organisiert. Aber am Verstand hapert es überhaupt nicht beim Thema Zuvielessen. Zuständig für diese vom Ergebnis her unerfreulichen Exzesse ist eine Instanz, die sich sozusagen »eine Etage tiefer« befindet: das limbische System, auch bekannt als »Emotionshirn«.

Das limbische System, unser „Emotionshirn“

Hier werden unsere Emotionen und unsere Elementarbedürfnisse, wie z. B. Hunger, Verliebt-Sein oder Fluchtreaktionen gesteuert – um nur einige zu nennen. Von entscheidender Bedeutung für Vorlieben und Abneigungen scheinen ein paar ziemlich kleine Gebilde in diesem System zu sein: Die so genannten Mandelkernchen sind unsere »Alarmglocken«, und der so genannte Nucleus accumbens sorgt für Genussgefühle.

Diese Kernchen kann man sich wie Bodyguards oder auch Pförtner unseres Nervensystems vorstellen: Jeder Sinnesreiz muss auf dem Weg zum Verstand an ihnen vorbeikommen und sich vorstellen. Diese Kernchen entscheiden dann, ob der Sinnesreiz ohne viel Aufregung durchgewunken wird oder ob unsere Emotionen in Wallung geraten sollen. Das Wort Emotionen hat übrigens als Wortstamm den lateinischen Ausdruck »motio«, was Bewegung heißt. Und genau das tun die Gefühlswellen auch: Sie setzen uns in Bewegung, ohne zuvor den Verstand konsultiert zu haben: sei es bei Ängsten, beim Verliebtsein oder bei Essgelüsten.

Verstand contra Emotionswallung

Gehirnforscher haben gemessen, dass von der Weiterleitung der Sinnesreize vom limbischen System an das Großhirn – also an den Verstand – eine halbe Sekunde vergeht. Und das sind genau 30 Zehntelsekunden zu viel. Denn wenn sich nun der Verstand mit allen guten Vorsätzen zu Wort melden will, kann er das gern machen – aber es ist zu spät. Denn leider haben die Gehirnforscher auch festgestellt, dass der Informationsfluss vom Großhirn zum limbischen System während einer Emotionswallung nur ein dünnes Rinnsal ist. Als ernst zu nehmender Gegenstrom gegen die schon brausenden Gefühlswellen hat er keine echte Chance. Da sind dann schon etliche Schokoladenriegel oder Kartoffelchips im Bauch verschwunden, bevor die Stimme des Verstands Gehör findet. Meist reicht es dann nur noch für Vorwürfe, zum Ausbremsen der Heißhungerattacke ist es zu spät.

Deshalb können zum Managen und Stoppen von Heißhungerattacken nur Methoden helfen, welche das limbische System und somit das Reich der Emotionen direkt ansprechen, denn das limbische System muss dazu überredet werden, dass unsere Hungerflamme beim Anblick von Torten und Auflauf nur noch zart flackert statt hell lodert. Das kann man umso besser nachvollziehen, wenn man die uns angeborenen Essprogramme verstehen lernt.

»Denke limbisch« heißt übersetzt ein interessantes Buch zum Thema limbisches System und Marketing (siehe »Literatur«), das beschreibt, wie auch der moderne Mensch von limbischen Impulsen gesteuert wird. Es werden drei wichtige limbische Ambitionen genannt:

- Neugier
- Bewahren und Sichern von bestehenden Zuständen
- Dominanz: der Wunsch, das Territorium zu erweitern und andere zu beherrschen und zu besiegen

Ein Ausflug zu unseren Vorfahren

Die Spezies Mensch ist 60 000 Jahre alt

Was Ihre individuelle Persönlichkeit angeht, sind Sie natürlich so alt, wie Sie sind, inklusive Ihrer Lerngeschichte, Kultur- und Familienzugehörigkeit. Andererseits sind Sie aber auch sechzigtausend Jahre alt, denn über einen so langen Zeitraum vererbt die Spezies Mensch bereits die organische Struktur des Gehirns von Generation zu Generation. Für die Natur sind diese sechzigtausend Jahre allerdings gemessen an der Entwicklungsgeschichte so wenig wie ein paar Minuten. Mit anderen Worten: An unseren angeborenen Reaktionen hat sich seit der Steinzeit nicht viel geändert. Ihr limbisches System reagiert ebenso wie das Ihrer Vorfahren vor sechzigtausend Jahren.

Im alltäglichen Leben damals war es sinnvoll, dass die Emotionen den schon hoch entwickelten Verstand ausschalten durften. Denn sie können unseren Köper blitzschnell aktivieren. Stellen Sie sich vor, Sie sehen beim Waldspaziergang einen länglichen, dünnen, gewundenen Gegenstand vor sich liegen. Sie bekommen einen Schreck und hüpfen in die Höhe. Erst wenn Sie wieder gelandet sind, sagt plötzlich der Verstand: »Ach, das ist doch nur ein Seil und keine Schlange!« Es gilt also die Regel: Erst wird der Körper vorsichtshalber gerettet, dann denkt man ausführlich nach.

Stellen Sie sich einmal eine Steinzeit-Frau beim Pilzesammeln vor. Plötzlich hört sie ein Rascheln hinter sich, dreht sich um und sieht ein riesiges Mammut. Würde jetzt nur der Verstand arbeiten, könnte sie denken: »Oh, das ist aber ein großes Tier. Vielleicht sollte ich weglaufen. Aber was mache ich dann bloß mit meinem Pilzkörbchen? Sollte ich es hier verstecken und später zurückkommen? Oder lieber doch mitnehmen?« Sie merken es bereits: An dieser Stelle wäre es schon zu spät für eine rasche Flucht.

Deswegen lassen die archetypischen Programme im limbischen System die Beine sofort laufen, und es wird höchstens noch ein einziger Gedanke erlaubt: »Weg hier!« Aus diesem Grund können Menschen in Panik auch kaum noch denken, denn Denken empfindet die Natur für eine gelungene Rettung als störend.

Lebenserhaltende Reaktionen stehen an erster Stelle

Läuten die limbischen Alarmglocken, stehen alle unmittelbar lebens- und gesundheitserhaltenden Gefühle und Reaktionen an erster Stelle. Konkurrierende Gedanken werden verdrängt und verscheucht. Schmerz sorgt beispielsweise dafür, dass wir uns in erster Linie um die Verletzung kümmern und nicht darum, einen Blumenstrauß zu pflücken. Panik sorgt für Angriff oder Flucht, Frieren für den Impuls, sich zu wärmen, und Hunger sorgt eben für den übermächtigen Wunsch, Nahrung zu suchen und zu essen. Und haben Sie schon einmal versucht, einem verliebten Menschen etwas Kritisches über den Partner zu sagen? Vergessen Sie's – er kann sie nicht hören.

Bedenken Sie einmal, dass Esswaren auch Lebensmittel genannt werden. Diese Begriff war für den Alltag unserer Vorfahren wortwörtlich zu verstehen. Da konnte man nicht nachts noch einmal

Nahrungsbeschaffung bestimmte über Leben und Tod

schnell zur Tankstelle laufen, weil man leider vergessen hatte einzukaufen. Das ganze Leben drehte sich überwiegend um die Frage: Wo bekommen wir genug zu essen her? Reichen unsere Vorräte über den Winter? Nahrungsbeschaffung bestimmte über Leben oder Tod.

Diesen Steinzeitmenschen, für den Lebensmittel das höchste Gut waren, hat jeder zivilisierte Mensch noch in sich wohnen, und damit auch die Angst zu verhungern. Diese Gefühle sind genauso stark wie vor sechzigtausend Jahren, obwohl wir heute zumindest in unserem Land an einer Lebensmittelschwemme leiden. Die gibt es jedoch erst seit ein paar Jahrzehnten, und ein solcher Zeitraum ist für die Entwicklung des Gehirns der Spezies Mensch umgerechnet nur der Bruchteil einer Sekunde. Die innere Entwicklung unserer körperlichen Reaktionsmuster ist also von der äußeren Entwicklung unserer Lebensumstände in Überschallgeschwindigkeit überholt worden.

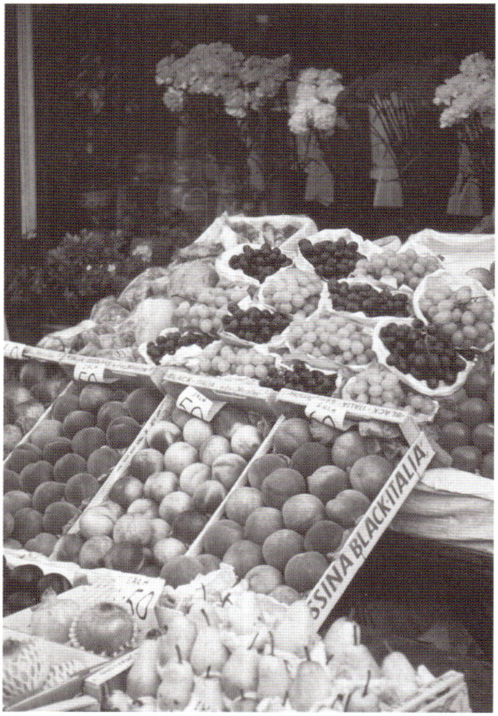

Heutzutage müssen wir unser Essen nicht mehr selbst suchen

Ebenso intensiv wie die Überlebensangst ist natürlich auch die Freude beim Anblick von wohlschmeckender Nahrung erhalten geblieben. Denken Sie an die Fülle von prächtigen Werbebildern, leckeren Schaufensterauslagen, Rezeptabbildungen und nicht zuletzt an überquellende Supermärkte. All dies bietet unserem Nervensystem starke archetypische Reize, die im hohen Maße als mitverantwortlich für das manchmal unerfreuliche Eigenleben der Essgewohnheiten betrachtet werden können. Dieses vermeintliche Eigenleben ist eigentlich das Erleben und Verhalten unserer inneren Ahnen. Wichtig ist, diese Art der Gefühlswelt – also die Rolle unserer Emotionen beim Essen – zu verstehen, um eine erfolgreiche Verhaltensänderung zu erreichen.

Die ursprüngliche Bedeutung von Emotionen für das Essverhalten

Archtetypische Reize fürs Nervensystem

Wissen Sie, wodurch Sie sich von einem Pandabären unterscheiden? Zum einen natürlich durch das Aussehen. Zum anderen aber auch dadurch, dass Sie viele verschiedene Lebensmittel mögen. Das ist beim Pandabären anders. Er mag einfach nur Bambus, und das wird ihm auch zum Verhängnis. Denn wenn kein Bambus in der Nähe ist, muss er verhungern. Zoos müssen für ihre Pandabären regelmäßig Bambus importieren, da diese Bewohner sich durch nichts überreden lassen, irgendein anderes Blätterwerk zu essen. Diese einseitige Essvorliebe ist ihm angeboren.

Menschen können sich geschmacklich anpassen

Ganz anders verhält es sich bei uns Menschen. Wir können uns geschmacklich in jeder Region anpassen: Eskimos mögen Lebertran, Chinesen schwärmen für Heuschrecken, Wüstenbewohner schätzen Geierfleisch. Unsere Fähigkeit der emotionalen Anfreundung mit verschiedenen Geschmäckern hat es der Spezies Mensch ermöglicht, sich überall auf der Erde einen Lebensraum zu erschließen. Das Geheimnis dieser Anpassungsfähigkeit liegt einmal wieder in den Mandelkernchen unseres limbischen Systems. Diese sagen uns, ob wir ein Nahrungsmittel als superlecker oder eklig empfinden. Je nachdem läuft uns dann das Wasser im Mund zusammen oder es schüttelt uns vor Widerwillen. Vielleicht melden die Mandelkernchen sich auch gar nicht, dann empfinden wir neutral.

Geschmackserleben beruht auf einem Lernvorgang

Nun hat jeder Mensch schon erlebt, dass sich das Geschmackserleben auch gravierend verändern kann. So kann es sein, dass man als Kind beispielsweise Spargel, Austern oder trockenen Wein als ungenießbar empfand und dennoch als Erwachsener zum großen Fan dieser Delikatessen wird. Unser Geschmackserleben beruht also auf einem Lernvorgang. Ging zunächst das Nahrungsmittel auf der Grundlage der synaptischen Netzwerke im Gehirn mit einem »Weg-von-Gefühl« einher, scheint im Laufe der Jahre eine emotionale »Hin-zu-Programmierung« auf der Grundlage der neuronalen Verknüpfungen entstanden zu sein.

Unsere emotionale Wandlungsfähigkeit ermöglichte unseren Vorfahren früher die Völkerwanderungen. Erwies sich eine Region als problematisch für das Überleben, zog man weiter – oft sogar hunderte von Kilometern. Dann mussten sich unsere Ahnen in einem ganz neuen Lebensraum zurechtfinden. Das galt vor allem auch für die Nahrungsmittel. In der neuen Heimat wuchsen beispielsweise andere Pflanzen, deren Verträglichkeit nicht bekannt war. Dennoch musste genug gegessen werden. Also galt es, die neuen Lebensmittel auszuprobieren. Dabei war es äußerst wichtig, dass beim Probieren nur kleine Mengen gegessen wurden, um eine lebensgefährliche Vergiftung zu vermeiden.

Deshalb ist unser limbisches System mit seinen Emotions-Kernen so »gebaut«, dass es zunächst keinerlei Euphorie sondern sogar ein »Fremdeln« bei unbekannten Geschmäckern aufkommen lässt. Erst wenn nach ein paarmal Probieren immer noch alles in Ordnung ist, kommt die erste Begeisterung auf. Denn dann speichert das limbische System die neue Ware als brauchbares Lebensmittel ab. Ab nun freut sich das gesamte Nervensystem beim Anblick dieser Neuerwerbung im geschmacklichen Warenkorb.

Hat sich erst einmal im limbischen System eine »Hin-zu-Programmierung« etabliert, wird die Freude am neuentdeckten Geschmack und somit am betreffenden Lebensmittel so schnell nicht wieder aus dem Geschmacksgedächtnis gelöscht. Was man hat, das hat man. Es ist überlebenstechnisch äußerst wichtig, ein sicheres und schnelles Geschmacksgedächtnis zu haben. Denn ist die Ware bekömmlich, kann man sich ja an ihr satt essen und so dem Hungertod entgehen. Auf diese Weise sind wir auch zu unseren Vorlieben gekommen. Das einzige, was wir von Anfang an gleich mochten, sind Nahrungsmittel mit süßem Geschmack, da schon die Muttermilch süß schmeckt. Interessanterweise sind auch in der Natur süße Früchte meist ungiftig und bekömmlich. So gesehen ergibt diese frühe Vorliebe also auch Sinn.

Ein gutes Geschmacksgedächtnis ist überlebenswichtig

Und natürlich speichert unser Emotionsgehirn – das limbische System – auch zusammen mit dem Essen alle damit verbundenen Erlebnisinhalte ab: Wenn man dies isst, sind alle fröhlich, wenn man jenes isst, ist man etwas ganz Besonderes usw. So verknüpft sich der Geschmack von Speisen mit subjektiven Werten wie Selbstwertgefühl, Geborgenheit und Lebensfreude. Diese zusätzliche Verknüpfung durch angenehme psychische Erlebnisse dient der Verankerung der neu entdeckten Speisen in der Gemeinschaft, in der die Menschen zusammenleben. Denn wir Menschen sind soziale Wesen und sind auf ein gut funktionierendes soziales Netz angewiesen. So ist es auch gut vorstellbar, dass unsere Vorfahren die Entdeckung neuer, nahrhafter und gesunder Speisen sofort auch ihrer Lebensgemeinschaft weitergaben, damit die ganze Gruppe überleben konnte. Und das sicherste Transportmittel für die Weitergabe von Neuigkeiten – auch neuer Geschmäcker – sind und bleiben positive Emotionen.

Neue Speisen und soziales Netz

Das limbische System interessiert sich nicht dafür, ob Gummibärchen gesund sind

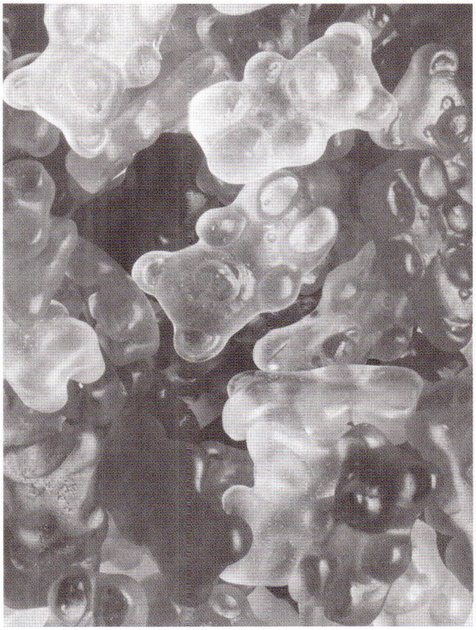

Und nun kommen nach Jahrtausenden genetischer Weitergabe dieser tief verankerten Programme die Ernährungsberater und rechnen vor, dass Sahnesoßen, Schokolade und Pommes frites dick machen und man diese Nahrungsmittel reduzieren oder gar ganz streichen sollte. Diese Argumente interessieren unsere Mandelkernchen nicht die Bohne. Sie sind der Meinung, dass diese kritisierten Nahrungsmittel mit absoluter Sicherheit nicht tödlich sind, dass sie der Psyche gut bekommen und daher in Mengen gegessen werden dürfen, denn das limbische System interessiert sich nur für das Thema »Überleben« und keineswegs für die Vorteile einer Mannequin-Figur oder sonstige Körperideale unserer Zivilisation.

Aus diesen Gründen muss sich ein gelungenes Mentaltraining direkt an das limbische System wenden können. Nur wenn es gelingt, diesem »Chef« der Emotionen zu erzählen, dass wir uns weniger Appetit auf Schokolade wünschen, kann der Schokoladenheißhunger abkühlen. Hier muss die emotionale Reaktion quasi umprogrammiert oder umgelernt werden. Ziel unseres Trainings ist also nicht ein anstrengendes, oft enttäuschendes Gegen-sich-Angehen, sondern die Regulierung unserer Hungergefühle von »heiß« nach »cool« oder auch nur moderat.

Ein gelungenes Mentaltraining erreicht das limbische System

> Das Ziel unseres Trainings ist erreicht, wenn es leicht fällt, Torte oder Pizza nur zur Hälfte zu essen oder gar stehen zu lassen, weil man sich ausreichend satt und zufrieden fühlt.

Ansonsten wird das Leben immer komplizierter. Tipps wie »Wenn Sie eine Würstchenbude sehen, wechseln Sie die Straßenseite« helfen da nicht weiter: Um allen gefährlichen Außenreizen zu entgehen, müsste man ständig im Zickzack laufen. So wird das Leben nur schwerer statt leichter. Ziel unseres Trainings ist hingegen, dass man einfach an der Würstchenbude vorbeigeht, weil man sie schlichtweg nicht mehr interessant findet. Dazu muss man natürlich das Esszentrum irgendwie dazu gebracht haben, völlig ruhig beim Anblick und beim Geruch der Würstchen zu bleiben. Das geschieht einerseits durch positive Emotionen in anderen Lebensbereichen, andererseits aber auch durch den Verzicht auf Reduktionsdiäten oder gar Fastenkuren – warum, lesen Sie im nächsten Kapitel.

Mit positiven Emotionen zum Erfolg

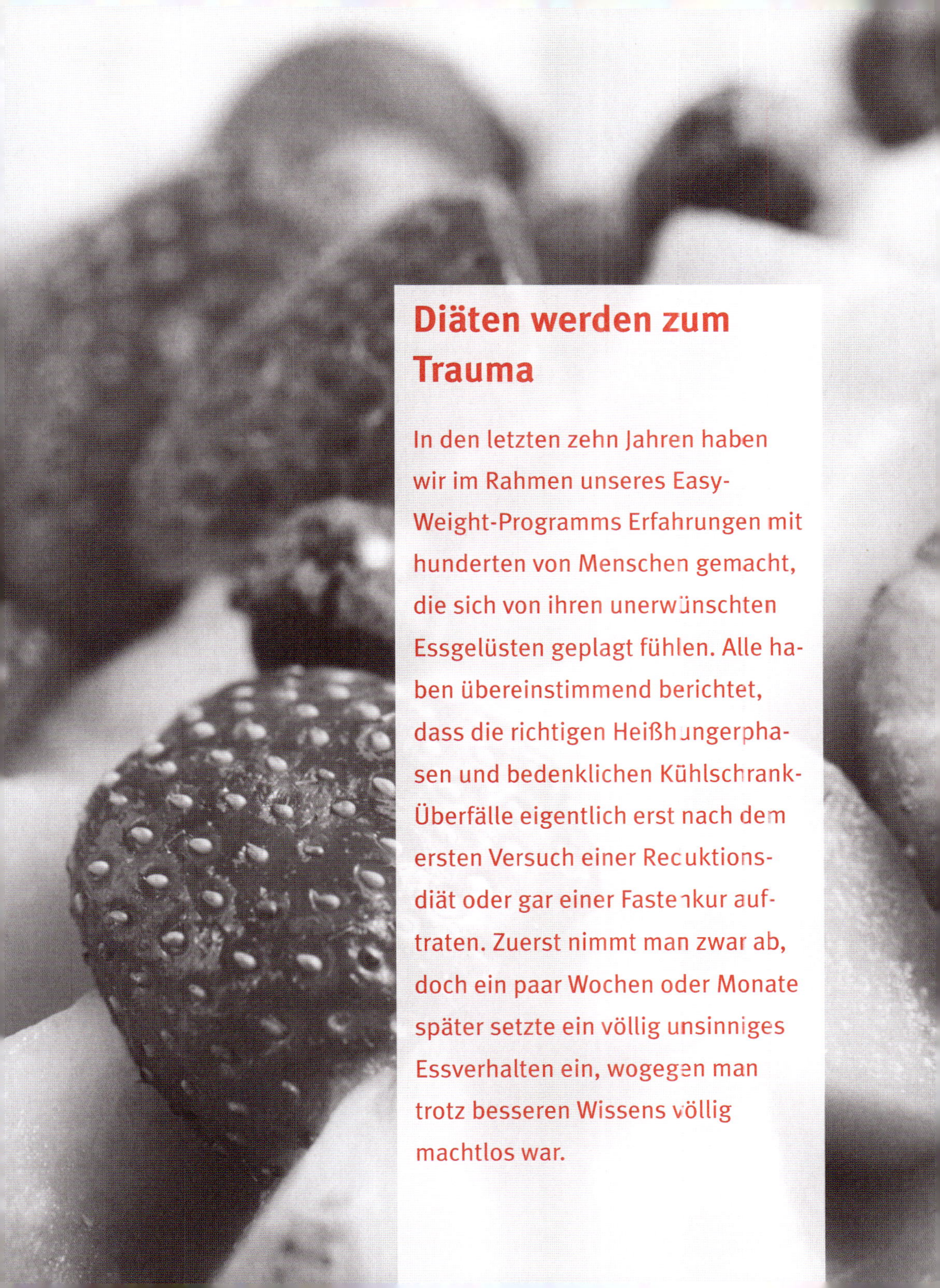

Diäten werden zum Trauma

In den letzten zehn Jahren haben wir im Rahmen unseres Easy-Weight-Programms Erfahrungen mit hunderten von Menschen gemacht, die sich von ihren unerwünschten Essgelüsten geplagt fühlen. Alle haben übereinstimmend berichtet, dass die richtigen Heißhungerphasen und bedenklichen Kühlschrank-Überfälle eigentlich erst nach dem ersten Versuch einer Reduktionsdiät oder gar einer Fastenkur auftraten. Zuerst nimmt man zwar ab, doch ein paar Wochen oder Monate später setzte ein völlig unsinniges Essverhalten ein, wogegen man trotz besseren Wissens völlig machtlos war.

Ein chronisch panisches Esszentrum

Schlechte Erfahrungen können zu übertriebenem Verhalten führen

Wir sind der Auffassung, dass Heißhungeranfälle aus dem gleichen Stoff wie Panikattacken gemacht sind. Wann immer ein biologischer Organismus eine einschneidende verletzende Erfahrung macht, ist er traumatisiert. Viele Kinder lieben beispielsweise Hunde. Wird ein kleines Kind aber von einem Hund gebissen, kann es noch als Erwachsener eine panische Angst vor Hunden behalten. Auch hierfür ist – wieder einmal – das limbische System mit seinen Mandelkernchen zuständig. Eine für viele andere Menschen freundliche, harmlose oder neutrale Situation ist jetzt für diese Person mit der schlechten Erfahrung mit einem Stressgefühl und einem damit verbundenen übertriebenen Verhalten verknüpft. Eine radikale Reduktionsdiät kann nach diesem Prinzip ebenfalls zu einem traumatisch übertriebenen, entfesselten Hunger führen.

Der Leptinpegel sinkt bei Reduktionsdiäten

Diese fatale Gegenreaktion des verängstigten Esszentrums geht auch mit einer bemerkenswerten Veränderung unserer Appetit-Hormone einher. Denn wir haben ein Hormon, welches normalerweise wunderbar für unser Sattsein-Gefühl sorgt: Leptin nennt sich dieser natürliche Appetitzügler. Schon nach einer Woche Reduktionsdiät sinkt der Leptinpegel nachweislich bei allen Versuchspersonen um 54 %. Somit hat der Hunger dann sehr schnell keine natürliche Bremse mehr, die Heißhungerattacken nach Beendigung der Diät oder des Fastens sind programmiert.

Vorschläge für Reduktionsdiäten unter 1500 Kalorien oder gar für Fastenkuren werden täglich millionenfach angepriesen. Dadurch entsteht der Eindruck, dass es sich beim Abnehmen um einen völlig harmlosen Vorgang handelt – wie der Besuch beim Friseur oder der Kauf eines neuen Kleides. Tatsächlich aber gerät der Körper bei einer täglichen Essensmenge unter 1500 kcal physisch und psychisch schon in die gefährliche Nähe eines dramatischen Überlebenskampfes. Der Ernährungswissenschaftler Michael Hamm sagte hierzu: »Unter 1500 kcal gibt es nicht die Chance, dass der erwachsene menschliche Körper alle Stoffe, die er täglich benötigt, im ausreichenden Maße erhält – und sei die Diät auch noch so reichhaltig kombiniert. 1200 kcal sind gerade eben noch zu vertreten, darunter ist einfach zu wenig.«

Natürlich haben unsere Vorfahren früher auch gehungert. Doch Unterernährung über mehrere Tage hat ihr ganzes Denken sofort auf das Thema Essensbeschaffung konzentriert. Wir wir bereits wissen, misst unser Gehirn stets sorgfältig am Gemisch unseres Stoffwechselzustands, ob der Körper genug Nahrung erhalten hat. Fallen irgendwelche Werte über ein paar Tage zu niedrig aus, wird Essen zum wichtigsten Handlungsmotiv des Tages. Das gilt auch für einen gezielten Stoffwechselbedarf. Ein Mangel an Vitamin C kann beispielsweise dazu führen, dass man »Gelüste« auf Früchte entwickelt und diese vorübergehend gegenüber anderen Nahrungsmitteln bevorzugt.

Die autonomen Reserven des Nervenstoffwechsels

Vielleicht denken Sie nun »Aber Fasten ist da doch sicher eine Ausnahme, denn es entschlackt und man fühlt sich wohl dabei.« Es spricht jedoch vieles dafür, dass das euphorische Schwebegefühl, welches man beim Fasten erleben kann, nichts anderes ist als ein sicherer Hinweis auf die körperliche Gefährlichkeit dieser Methode. Unser Nervenstoffwechsel verfügt nämlich über »autonome Reserven«, die sich nur bei drohender Lebensgefahr freisetzen. Dabei handelt es sich vor allem auch um eine übermäßige Ausschüttung der körpereigenen Endorphine, unseren Glückshormonen.

Endorphine sind dem Morphium verwandt. Wir alle verfügen über einen gewissen Endorphinspiegel, der uns das Leben freundlich und positiv erscheinen lässt. Beispielsweise werden auch beim Lachen größere Endorphinmengen ausgeschüttet. Geraten wir nun in körperliche Gefahr oder an körperliche Grenzen, spendiert uns das Nervensystem eine große Extraportion dieser Glücksdusche. Das soll uns dazu befähigen, körperliche Qualen für eine Weile nicht zu spüren, um der gefährlichen Situation entkommen zu können.

So spüren Menschen mit schweren Verwundungen im Schock manchmal keinerlei Schmerzen. Auch Marathonläufer erleben beim kilometerlangen Laufen nach einer unerträglichen Erschöpfungsphase plötzlich einen »Endorphin-Kick« und »schweben« dann weiter auf ihr Ziel zu. Viele dieser Läufer berichten sogar über eine regelrechte Sucht nach diesem Glückserlebnis. Dieses mit körperli-

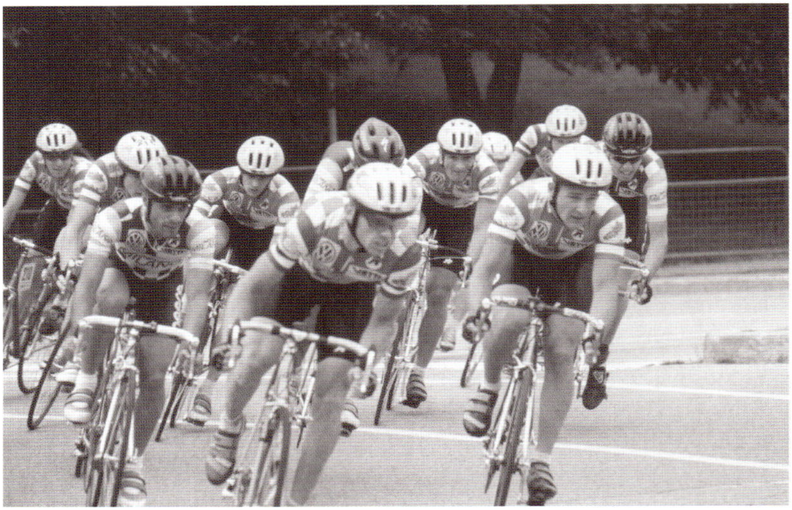

Endorphin-Kicks bei übermäßiger Belastung sind nicht nur gesund

chen Exzessen herbeigeführte Glückserlebnis ist allerdings ein sicheres Zeichen dafür, dass unser Überlebenszentrum von der Existenz einer äußerlichen Lebensgefahr ausgeht.

Endorphine als Suchtmittel

In diese Kategorie der »rosaroten Wolke« gehört auch das »tolle Gefühl« beim Fasten. Eine Stoffwechseldusche benebelt die quälenden Hunger- und Erschöpfungsgefühle oder gar aufkommende Angst vor dem Hungertod.

Und sollte es tatsächlich zu diesem traurigen Ende kommen, sorgen die Endorphine auch dafür, dass man es nicht gar so schlimm findet, jetzt zu sterben.

Man sollte sich daher bewusst machen, dass die autonomen Reserven wirklich nur für körperliche Grenzerfahrungen reserviert sind und es deshalb nicht empfehlenswert ist, diese Notreaktionen künstlich herbeizuführen. Denn alle Notreaktionen können im Nervensystem Stressspuren hinterlassen, was man im Fachjargon Traumatisierung nennt.

Das »tolle Gefühl« beim Fasten ähnelt übrigens auch frappierend dem Krankheitsbild der so genannten »Manie« – dem Gegenspieler der Depression. Menschen haben in manischen Phasen ebenfalls kaum oder gar keinen Appetit und erleben ein Hochgefühl an Leistungsvermögen und prächtiger Laune. In diesem Zustand überschätzen sie sich total, verausgaben sich in körperlicher Überanstrengung und richten in ihrer ungehemmten Euphorie oft auch noch finanziellen Schaden an. Es ist nicht auszuschließen, dass sich Menschen beim Fasten schlichtweg auf künstlichem Wege in eine manische Phase hineinentwickeln, die auch aus einem psychiatrischen Blickwinkel heraus keinesfalls als gesund zu bezeichnen ist.

Fasten kann gefährlich sein

Meistens wird das Argument genannt, die Menschen hätten schon seit Jahrhunderten gefastet, auch aus religiösen Gründen, daher könne doch nichts Falsches dabei sein. Aber allein die Tatsache, dass Menschen bestimmte Sachen schon seit Jahrhunderten praktizieren, beweist noch lange nicht ihre Richtigkeit. Denken Sie z. B. an China, wo den Frauen über Jahrhunderte die Füße geschnürt wurden. Sie wurden dadurch so verkrüppelt, dass die Frauen ihr Leben lang nur unter brutalen Schmerzen und in winzigen Schritten laufen konnten. Der Spruch »Hat man schon immer so gemacht!« ist gewiss nicht automatisch ein Gütesiegel für das Statement »Dann muss es auch gut sein.«

Zusätzlich bergen Fasten oder andere radikale Reduktionsdiäten die große Gefahr, dass sich statt Fettgewebe Muskelgewebe abbaut. Im Alter über 30 kann der Schwund an Muskelgewebe so groß sein, dass man ihn auch durch Sport nur sehr schwer wieder aufholen kann. Übrigens ist der viel zitierte und als harmlos dargestellte »Flüssigkeitsverlust« beim Abnehmen ein sicheres Zeichen dafür, dass Muskelmasse abgebaut wird, da Muskulatur zu einem großen Teil aus Wasser besteht. Der Verlust von Muskelmasse führt leider langfristig zu einer hartnäckigen Verfestigung von Übergewichtsproblemen.

Flüssigkeitsverlust bedeutet Abbau von Muskelmasse

Zusammenfassend kann also gesagt werden, dass unser Nervensystem radikale Hungerkuren als traumatische Stresserinnerungen abspeichert, selbst wenn wir uns in diesen Phasen subjektiv wohl und leistungskräftig gefühlt haben. Dieses subjektive Wohlgefühl war nur eine durch den Nervenstoffwechsel organisierte emotionale Fata Morgana, die uns an der völligen Verzweiflung und damit an der Vernichtung unseres Überlebenswillen gehindert hat.

Was ist ein Trauma?

Um die Auswirkungen von Traumatisierung zu verstehen, muss man sich wieder ein bisschen mit der Arbeitsweise des Gehirns beschäftigen. Ein chronische Traumatisierung entsteht, wenn eine schlimme emotionale oder auch lebensbedrohliche Erfahrung allzu tiefe Gedächtnisspuren hinterlassen hat. Diese emotionalen Erlebnisqualitäten können sein: Wut, Trauer, Abscheu, Angst oder Schamgefühl.

Normalerweise bauen sich diese Emotionen täglich immer wieder von allein ab, wie unsere Sprache sehr schön zeigt: »Die Wut ist verraucht« heißt es da oder »der Ärger ist verflogen«. Das Wort Emotion stammt vom lateinischen »motio« ab und heißt »Bewegung«. Genauso verhalten sich Emotionen auch: Sie bewegen sich. So wie sie uns überfluten, können sie auch wieder abebben und im Sande verlaufen. Dann entsteht das Gefühl, dass man »über die Sache hinweggekommen« ist. Und wird wieder vom limbischen System organisiert.

Im Schlaf beruhigen wir die Emotionen

Dieser Emotionsfluss von Anfluten bis Abebben läuft bei 95 % unserer emotionalen Erlebnisse ab. Vor allem der Nachtschlaf sorgt immer wieder dafür, dass sich die tagsüber entstandenen Emotionswellen morgens wieder beruhigen. Denn es wäre doch nicht auszuhalten, wenn uns jeder Schreck, jedes Gekränktsein oder jedes aufbrausende Ärgergefühl, das wir einmal hatten, ein Leben lang begleiten würden.

Genau diese Manifestation von unangenehmen Gefühlen kann aber dennoch eintreten, wenn ein emotionales Erlebnis für unser Verarbeitungssystem einfach zu heftig war. Das passiert zwar im Vergleich zu der Summe all unserer Erlebnisse recht selten – aber wenn es passiert, hat das gravierende Folgen für unser Stressgedächtnis. Denn hier geschieht das Gegenteil von Emotionsverarbeitung: Der Schreck bleibt »in den Knochen stecken«, die »Sache wurmt einen noch« oder man hat »einen wunden Punkt«.

Gehirnforscher wissen heute, dass in diesem Fall die Stress-Emotion über Jahrzehnte im Nervensystem so präsent bleibt, als wäre das traumatische Erlebnis gerade vor ein paar Minuten geschehen. Ganz harmlose Eindrücke wie eine Stimme, ein Bild, ein Gefühl oder gar ein Geruch können dann dieses unverarbeitete Erlebnis und die damit verbundene Emotion aktivieren. Menschen reagieren plötzlich wütend, panisch, depressiv – ohne dass der Anlass ausreichend diese heftigen Reaktionen erklärt. Meistens stehen nicht nur die beteiligten Mitmenschen, sondern auch die Betroffenen vor einem Rätsel: »Ich weiß selbst gar nicht, warum ich eben so ausgeflippt bin«, heißt es dann.

Stress-Emotionen können Jahrzehnte im Nervensystem Spuren hinterlassen

Die Mandelkernchen haben sich einfach angewöhnt, höchsten Alarm zu schlagen, wenn eine äußere Situation auch nur entfernt an das damalige traumatische Ereignis erinnert. Eine Patientin beispielsweise, die vor zwei Jahren ein Zugunglück überlebte, hatte als Folge davon nicht nur Angst vor Zugreisen, sondern sie mochte auch nicht mehr Auto fahren. Man nennt diesen Effekt »Generalisierung«. Mittlerweile sind wir der Überzeugung, dass radikale Reduktionskuren vom Nervensystem als traumatische Erfahrung »gebucht« werden mit der Folge, dass jetzt eine extreme Hochempfindlichkeit gegenüber auch nur »leisesten« Hungergefühlen besteht. Und Heißhungerattacken sind eben die Folge.

Damit lässt sich dieses Phänomen zwar nicht vollständig erklären, darunter lassen sich aber immerhin mindestens ein Drittel aller

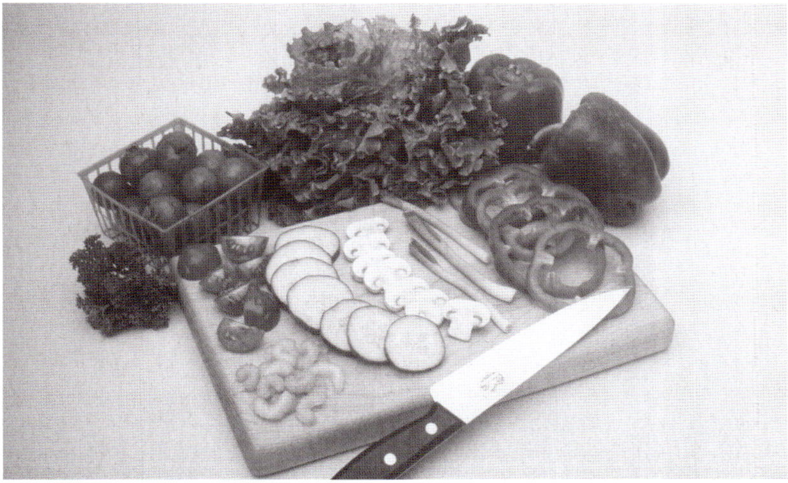

Statt Junk-Food sollte man nährstoffreiche Lebensmittel essen

Junk-Food und belastende Emotionen führen zu Heißhungerattacken

denkbaren Verhaltensauslöser fassen. Ein zweites Drittel wird ausgemacht durch das ungute Gefühl, nicht alle Nährstoffe erhalten zu haben. Das passiert, wenn man allzu viel »Junk-Food«, also zu nährstoffarme Nahrungsmittel isst. Ein weiterer wesentlicher Teil besteht im Ausgleich von belastenden Emotionen durch Essen, wie es beispielsweise beim bekannten »Frustessen« der Fall ist.

Serotonin, das »Leichtigkeits-Hormon«

Fasten, Reduktionsdiäten und auch nur unregelmäßiges Essen greifen auch ein weiteres wichtiges Balance-Prinzip unseres Nervensystems an: Sie senken unseren Serotoninspiegel.

Serotonin fördert die innere Balance

Wie Sie schon wissen, verleiht uns Serotonin über den Tag ein ausgeglichenes, zufriedenes Lebensgefühl. Da Serotonin die innere Balance fördert, ist dieser Stoff gleichermaßen zuständig für ein angenehmes Wachsein als auch für einen erholsamen und ruhigen Schlaf. Es gibt uns insgesamt das Erlebnis von sowohl körperlichem als auch seelischem Satt-Sein und somit das Gefühl, dass das Leben zur Zeit »leicht« ist bzw. dass uns gerade nichts »schwer fällt«. Unser Nervensystem kann also an der Sättigung des Serotoninspiegels schnell erkennen, ob in unserem Umfeld »da draußen« alles in Ordnung ist oder ob für unser Überleben irgendeine Gefahr existiert.

Es gibt ein äußert wirksames Akupunkturverfahren, mit dem die Serotoninproduktion angeregt werden kann. Schon nach wenigen Akupunktursitzungen berichten unsere Klienten über eine angenehmes psychisches Satt-Sein und eine deutliche Reduktion von Heißhungergefühlen.

Johanniskrautprodukte können ebenfalls den Serotoninspiegel heben und stabilisieren. Hierbei ist es wichtig, eine wirksame Darreichungsform zu wählen. Kräutertees beispielsweise erfüllen diesen Anspruch nicht. Die pflanzlichen Wirkstoffe müssen in Kapselform angeboten werden, um bei der Einnahme ihre volle Wirkung entfalten zu können. Johanniskrautkapseln müssen regelmäßig eingenommen werden und entfalten ihre Wirkung erst nach 14 Tagen Einnahme.

Leider vermag unser Gehirn keine Serotonin-Vorräte anzulegen. So kann dieser Stoff am besten produziert werden, wenn wir zwar nicht viel, aber dafür regelmäßig essen. Das Nervensystem interpretiert einen stabilen Serotinspiegel so: »Die Ernährungslage ist gesichert, wir können uns gelassen um andere Sachen als um Nahrung kümmern.« Daher löst Hunger bei vielen Menschen schlechte Laune aus: Sie leiden dann einfach unter Serotoninmangel. Auch Schmerzen oder gar Migräneanfälle können bei empfindlichen Menschen durch Serotoninmangel verursacht werden.

Schlechte Laune durch Hunger

Allzu radikale Hungerkuren führen also zu einer längeren Phase von empfindlichem Serotoninmangel. Das Gehirn bzw. das Nervensystem versucht, diesem Notstand schnell abzuhelfen: Wir bevorzugen Nahrungsmittel, die möglichst rasch unseren Serotoninpegel heben, also schnell subjektive Power geben. Und das sind hochkalorige und zuckerreiche Nahrungsmittel wie Süßigkeiten oder möglichst »deftige« Speisen. Ein gesunder Salat oder eine Gemüseplatte enthält zwar auch lebensnotwendige Nahrungsstoffe, aber diese steigern nur ganz langsam den Serotoninspiegel. Das ist für die akute körperliche Hunger-Notsituation indiskutabel. Jetzt muss möglichst rasch alles hineingeschaufelt werden, was schnell hilft.

Eine Serotoninunterversorgung führt also zu einem subjektiven Unbehagen und zu Stressgefühlen. Heute weiß man, dass durch allzu intensiven oder langanhaltenden Stress der Stoffwechsel des Nervensystems regelrecht entgleisen kann. Vor allem die Stresshormone Adrenalin und Kortisol schwirren dann in zu großen Mengen an den Synapsen herum. Eigentlich sollten sie – wie schon beschrieben – nur anlässlich einer Panik- oder Fluchtreaktion auftreten und dann wieder abebben, damit die Körperfunktionen wieder auf eine friedliche und ausgeglichenen Aktivierung umschalten können. Vor allem bei traumatischen Erlebnissen und bei Dauerstress kann es zu dieser anhaltenden Entgleisung des Nervenstoffwechsels kommen.

Die Stresshormone Adrenalin und Kortisol

Hungertraumatisierte Menschen könnten vor diesem Hintergrund auch schon bei zartesten Hungerempfindungen viel schneller in Stress geraten als Personen, die nie oder nur selten eine hungerpanische Phase erleben mussten. Da Serotonin auch entstressend wirkt, ist es noch besser zu verstehen, warum der Mensch im Stress unbedingt Serotonin produzieren möchte und eine Gier nach hochkalorischen Nahrungsmitteln einsetzt.

Tryptophanhaltige Lebensmittel

Serotonin wird aus tryptophanhaltigen Lebensmitteln gebildet. Hier eine entsprechende Auswahl an entsprechenden Nahrungsmitteln:

Mittlerer Gehalt in 100 g essbarem Anteil in mg

Getreide	
Weizenkeime	330
Weizenkleie	250
Haferflocken	210
Hirse	190
Weizen, ganzes Korn	150
Roggen, ganzes Korn	110
Naturreis	90
Eierteigwaren	80
Roggenvollkornbrot	60
Milch und Milchprodukte	
Parmesankäse	490
Emmentaler Käse	430
Edamer Käse	400
Tilsiter Käse	400
Speisequark, mager	170
Rahmfrischkäse	150
Vollmilch	80
Joghurt, 3.5 5 F.	45
Nüsse	
Erdnüsse	330
Haselnüsse	250
Mandeln	170
Walnüsse	170
Obst	
Bananen	18
Fleisch	
(reines Muskelfleisch von)	
Schwein	310
Kalb	300
Rind	300
Hammel	290
Suppenhuhn	230
Hülsenfrüchte und Ölsaaten	
Sojabohnen, getrocknet	450
Mungobohnen, getrocknet	380
Erbsen, getrocknet	350
Sonnenblumenkerne	310
Sesamsaat	290
Linsen, getrocknet	250
Erbsen, grün, in der Dose, abgetropft	56
Fisch	
Makrele	270
Lachs	260
Forelle	240
Hering	240
Kabeljau, Dorsch	240
Karpfen	210
Ölsardine	210
Rotbarsch	200
Scholle	190
Seezunge	130

Quelle: Prof. Dr. Michael Hamm, Cornelia Malz: Schach dem Schmerz! Mit richtiger Ernährung gegen chronische Schmerzen, Humboldt Verlag, München 1993, S. 44.

Heißhungerattacken werden von vielen Experten heutzutage als eine Art Serotoninsucht angesehen, da viele Betroffene dabei vor allem hochkalorische Speisen, welche schnell auf den Serotoninspiegel wirken, in sich hineinschlingen. Doch das sollte man nicht als Sucht-, sondern als Paniksymptom im Sinne eines posttraumatischen Stresses ansehen. Die Serotoninunterversorgung aus den Hungerzeiten führt zu einem chronischen Gefühl von Unterversorgungsstress, der nun völlig entkoppelt von der realen Ernährungslage abläuft. Panisches Vorratsessen mit einer gesteigerten Vorliebe für den Serotoninspiegel stabilisierende Speisen ist die Folge. Die einmal schon erlebte Katastrophe soll ab jetzt mit allen Mitteln vermieden werden. Und all das hat im Sinne eines Teufelskreislaufs wiederum Auswirkungen auf die Insulin-Produktion.

Vorratsessen für den Serotoninspiegel

Insulin, das »Dickmacher-Hormon«

Insulin ist ein weiteres interessantes Thema, weil viele Ernährungsexperten auch eine erhöhte Insulinempfindlichkeit als Ursache für eine gesteigerte Esslust ansehen: Hyperinsulinismus nennt man dieses Phänomen. Diät- oder hungertraumatisierte Menschen geraten sehr schnell in einen Hyperinsulinismus hinein, denn in einer Nahrungsmangelsituation entsteht nach langen scheinbar erfolgreichen Hungerstunden plötzlich ein gesteigerter Appetit auf alle Speisen, die möglichst sofort den Blutzuckerspiegel heben, und das sind eben Süßigkeiten und »kräftige« Speisen wie Pizza und Hamburger.

Kräftige Speisen wie Pizzas heben sofort den Blutzuckerspiegel

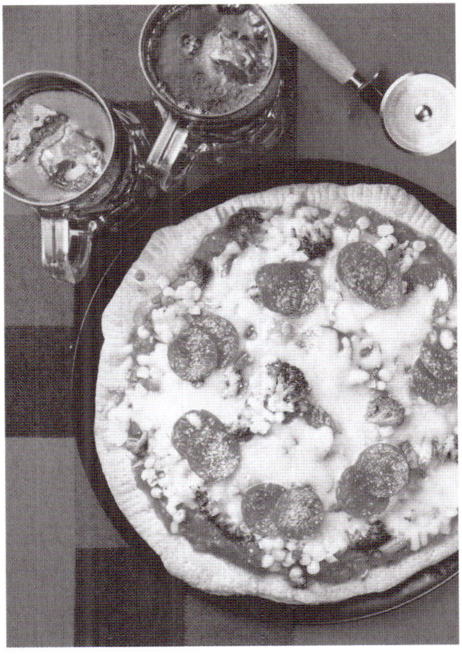

Allgemein bekannt ist bereits, dass bei einer auf Dauer zuckerreichen und überkalorischen Ernährung einfach mehr Insulin ausgeschüttet wird, als der Körper benötigt. Insulin wird von unserem Körper produziert, um Blutzucker zu verwerten. Blutzucker zirkuliert in uns, wenn wir Kohlenhydrate mit unserer Nahrung aufgenommen haben. Auf diesem Wege kann Insulin ausgesprochen Appetit anregend wirken. Denn Insulin hat die Eigenschaft, nicht nur nach dem Essen, sondern auch schon vor dem ersten Schlucken und während des Essens in Aktion zu treten.

So hat man beispielsweise herausgefunden, dass sich die ersten Insulinmoleküle bereits eilfertig beim reinen Süßgeschmack im Mund auf den Weg machen, also lange bevor die Nahrung im Magen oder im Blut ankommt. Das wird möglicherweise beim weit verbreiteten Konsum von Süßstoff zu einem fatalen Problem. Denn nach dem Genuss von beispielsweise einer Süßstoff-Cola kommt ja real gar kein Zucker im Blut an, obwohl das Insulin schon lange im Anmarsch ist. Doch Insulin ist nicht gern arbeitslos. Kursiert es einmal im Blut, möchte es nun auch etwas zu tun haben. Als Folge entwickelt der scheinbar kalorienbewusste Cola-Trinker plötzlich einen vermehrten Appetit, wenn nicht gar einen Heißhunger und stürzt sich nun unfreiwillig auf genau jene Kalorien, welche er oder sie zuvor durch das Light-Getränk einsparen wollten.

Süßstoff statt Zucker führt zu Heißhungerattacken

Auf dieser Basis funktioniert auch das weit verbreitete Prinzip des Appetithappens. Diese Miniportion soll nämlich gar nicht sättigen, sondern Appetit und Hunger wecken – falls er noch nicht da ist. Insulin stellt sich bereit und signalisiert dem Bewusstsein durch die Organisation von Hungergefühlen seine Lust auf Beschäftigung – und schon kann der erste große Gang aufgetragen werden.

Insulin als Pfundesammler

Insulin kann ungünstigenfalls als ausgesprochener Pfundesammler auf den Körper wirken. Inzwischen wird Hyperinsulinismus mit als Hauptursache für hartnäckige Adipositas angesehen. Ein chronisch erhöhter Insulinspiegel sorgt für eine rasante Vermehrung der Fettdepots, die dann beispielsweise durch Sport kaum mehr zu bekämpfen sind.

»Arbeitsloses« oder überschüssiges Insulin im Körper hat – zusammengefasst – folgende fatale fettmachende Eigenschaften:

- Es verursacht immer wieder Heißhunger auf Süßes oder Deftiges, damit es wieder etwas »zu tun« bekommt.
- Es blockiert die Fähigkeit des Körpers, Fett abzubauen, und hilft sogar bei einem weiteren Aufbau von Fettpolstern. Den körpereigenen Fettabbau nennt man »Lipolyse«. Im Überschuss kursierendes Insulin ist also ein Lipolyse-Hemmer. Selbst wenn man wenig

isst, nimmt man also bei einem hohen Insulinspiegel kein Fett ab.

- Das arbeitslose Insulin fängt außerdem an, die Muskelmasse »anzuknabbern«. Die Folge: Verlust von Muskelmasse, Pflege von Fettmasse.

Im Kapitel »Abnehmen mit dem Recal-Programm« erfahren Sie etwas über eine Ernährungsmethode, mit der sie gezielt in kurzer Zeit eine übermäßige Insulinempfindlichkeit reduzieren können. Heißhunger auf Süßes kann so langfristig reduziert werden. Ein normaler Insulinspiegel kann dann allerdings nur bei ausgewogener Ernährung ohne übertriebene Hungerkuren und nur bei Verzicht auf künstliche Süßstoffe erreicht werden.

Vor dem Hintergrund »Diäten als Trauma« dürften diese Ausführungen nun ausreichen, um einerseits ein gesundes Misstrauen gegen radikale Reduktionsdiäten und Fastenkuren aufzubauen und um andererseits auch zu verstehen, warum diese massiven Hungerattacken auf den Körper langfristig paradoxerweise dick machen können.

Warum dürfen Heißhungerattacken nicht wie eine Sucht behandelt werden?

Über dieses Thema sind Ernährungsexperten geteilter Meinung. Wir vertreten – wie schon geschildert – die Ansicht, dass übermäßiges Essen zwar als problematisches Verhalten, nicht aber als Sucht angesehen werden sollte. Denn eine Sucht liegt vor, wenn ein Mensch ständig etwas konsumiert, was ihm schadet und was er eigentlich nicht für sein Überleben benötigt. Nehmen Sie als Beispiel den Nikotin- oder den Spielsüchtigen. Hört man mit diesen Süchten auf, kann jeder Betroffene den Entzug überleben. Aber wie sollte ein Essensentzug funktionieren?

Funktioniert Essensentzug?

Die Vorstellung einer Sucht trägt schon ein Feindbild in sich. Vor Feinden muss man sich schützen, man muss sie besiegen oder vertreiben. Diese Haltung gegenüber Lebensmitteln hat unserer Meinung nach bei vielen Betroffenen nur dazu geführt, dass sich ihre Probleme mit dem Essverhalten im Laufe der Jahre verschlimmert hat.

Menschen müssen regelmäßig essen

Zu einer neuen Entdeckung der Leichtigkeit im Umgang mit dem Essen gehört auch unbedingt die Versöhnung mit dem Phänomen, dass wir Menschen nun einmal regelmäßig essen müssen. Erst dieses innere Versöhnung führt dazu, dass auch unser limbisches System sich friedlich beim Thema Essen verhält.

Daher beschäftigen sich die folgenden Empfehlungen und das folgende Training auch nicht mit der Frage, wie man seinen »inneren Schweinehund« besiegen kann. Das Ziel ist weder Sieg noch Verlust, sondern eine neue Form von Frieden mit unserem Körper und unseren angeborenen Ernährungsprogrammen.

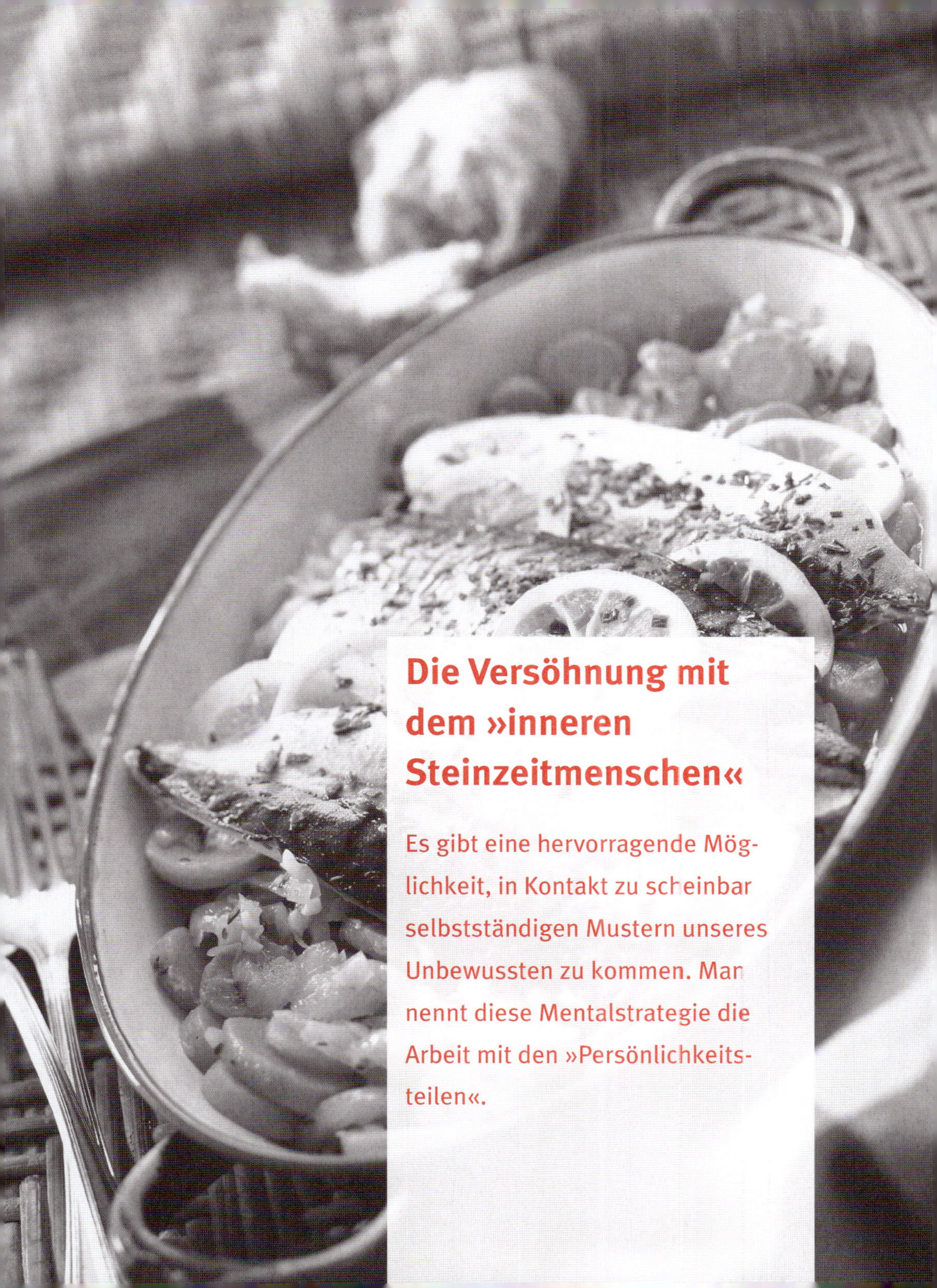

Die Versöhnung mit dem »inneren Steinzeitmenschen«

Es gibt eine hervorragende Möglichkeit, in Kontakt zu scheinbar selbstständigen Mustern unseres Unbewussten zu kommen. Man nennt diese Mentalstrategie die Arbeit mit den »Persönlichkeitsteilen«.

Auf diese Weise kann man mit den eigenen Gefühlen und Verhaltensmustern kommunizieren wie mit einem echten Gesprächspartner. Auch in unserer Sprache ist das Persönlichkeitsmodell verankert: »Der steht sich ja selbst im Wege« heißt es, oder man spricht vom »Kind im Manne«. Die alten Chinesen führten sogar regelmäßig Theaterstücke auf, wo die Schauspieler als Rollen Charakterzüge des Menschen spielten: die Liebe, die Tapferkeit, das schlechte Gewissen usw. So konnte man die Seele quasi auf der Bühne betrachten. Im Theater nennt man diese Form der Darstellung übrigens »Verkörperung«.

Stellen Sie sich als Ihr Steinzeit-Vorfahr vor!

Machen Sie im Sinne einer solchen symbolischen Verkörperung ein Gedankenspiel mit. Stellen Sie sich einmal Ihre angeborenen Ernährungsprogramme verkörpert durch Ihren inneren Vorfahr vor. Denken Sie dazu einfach an Ihr eigenes Selbstbild, versehen Sie dieses mit Fellkleidung, Lederlappen-Schuhen und einer etwas unordentlichen Frisur. Dann versetzen Sie diesen stammesgeschichtlich sehr alten Teil Ihrer Persönlichkeit in die absolute Natur, wo es weit und breit kein Lebensmittelgeschäft, keinen Markt, keinen Imbiss und kein Restaurant gibt. Es existieren nur essbare Pflanzen, Früchte und natürlich Tiere, welche man erst einmal finden und jagen muss, bevor man sich daran satt essen kann.

Sehen Sie weiterhin vor dem geistigen Auge, wie Ihr Vorfahre unruhig und mit sorgenvoller Miene hin- und herläuft und Essen sammelt. Das liegt daran, dass er oder sie in den letzten Jahren allzu oft erleben musste, dass es manchmal plötzlich tagelang kein oder viel zu wenig Essen gab. Und da nun schon Ihre Vorstellungskräfte arbeiten, tun Sie einmal so, als ob dieser Mensch Ihre Sprache verstehen kann – schließlich sind Sie ja auch miteinander verwandt.

Beruhigen Sie Ihren inneren Vorfahren

Sprechen Sie ihn oder sie in Gedanken an: »Lieber innerer Vorfahr, du brauchst gar nicht so ängstlich Essen zu suchen, es ist überall reichlich vorhanden. Es stimmt, dass in den letzten Monaten und Jahren ganz plötzlich für ein paar Tage zu wenig oder gar kein Essen da war. Das ist aber überhaupt nicht gefährlich gewesen. Man nennt so etwas heutzutage Diät. Bei einer Diät ist aber in Wirklichkeit immer genug Essen in der Nähe – wenn man möchte. Du musst dir also keine Sorgen mehr machen und panisch nach Essen suchen. Ich wusste ja gar nicht, dass ich dich mit meinem Verhalten so aufgeschreckt habe. Ich verspreche dir, dass es in Zukunft immer regelmäßig zu essen geben wird.«

Sehen Sie lebhaft vor sich, wie sich der innere Vorfahr zusehends beruhigt. Wann immer es Ihnen einfällt, gehen Sie wieder in Kontakt mit diesem Teil Ihrer Persönlichkeit. Achten Sie dabei vor allem auf den inneren Tonfall, in dem Sie Ihren Persönlichkeitsteil ansprechen, ganz nach dem Motto »der Ton macht die Musik«.

»Diese ganz einfache Imaginationsübung hat bei mir sofort geholfen. Ich rede immer im Supermarkt mit meinem inneren Vorfahr und kaufe seitdem viel weniger ein«, erzählte eine unserer Klientinnen. Und ganz nebenbei lenkt dieses innere Gespräch auch von den Regalen ab. Aber denken Sie daran, sich nur in Gedanken, also für andere unauffällig mit diesem Persönlichkeitsteil zu unterhalten!

Das Paradies-Training

Bevor Sie ins Paradies entführt werden, werfen wir noch einen kurzen Blick auf das typische Essverhalten der meisten Menschen, die gern abnehmen möchten.

Etliche gehen schon einmal ohne Frühstück aus dem Haus, einerseits wegen der allgemeinen Hektik und andererseits, um schon morgens die guten Vorsätze zum Abnehmen zu verwirklichen. Plagt dann mittags der Hunger schon recht hartnäckig, isst man einen gesunden Salat mit möglichst wenig Kalorien und mit viel zu wenig Kohlenhydraten. Der Nachmittag verläuft vielleicht noch kontrolliert, doch am Abend überfällt man den Kühlschrank und stopft sich mit viel zu viel Essen voll. Morgens wacht man dann mit einem schlechten Gewissen auf und lässt vorsorglich wieder das Frühstück ausfallen.

Kühlschrank-Überfälle als Reaktion auf Hungerängste

Dieser abendliche Kühlschrank-Überfall ist lediglich die Reaktion auf Hungerängste, die tagsüber durch eine stundenlange Unterversorgung – vor allem mit Kohlenhydraten – latent aufgeflammt sind. Abends verbünden sich dann die Mängelmeldungen hinsichtlich Blutzucker und Serotonin mit dem Emotionszentrum und überschwemmen mit Macht alle guten Vorsätze. Leider dauert es jetzt

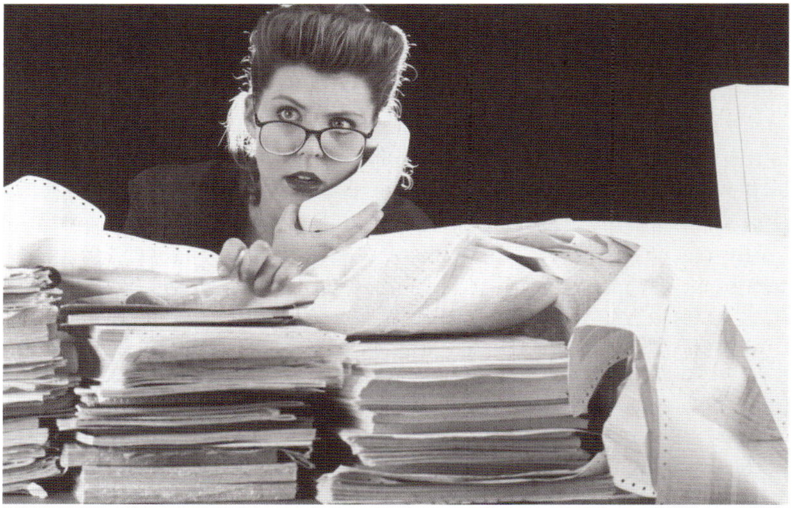

... und abends bleibt nur noch der Überfall auf den Kühlschrank

wegen der tagsüber allzu tief abgesunkenen Spiegel über ein bis zwei Stunden, bis das eintreffende Essen in Blutzucker und Serotonin umgewandelt wurde und das Gehirn dementsprechend bereit ist, eine Sättigungsmeldung zu verbreiten. Die Folge ist fatal: In der Zeit bis zum Sättigungssignal kann man ein bis zwei Stunden essen und essen und hat trotz erheblicher Mengen im Bauch immer noch das Gefühl, hungrig zu sein.

Durchbrechen Sie den Teufelskreis

Gegenwirken können Sie diesem Teufelkreis mit dem Paradies-Training: Sie müssen durch Ihr Essverhalten dem inneren Steinzeitmenschen suggerieren, dass »da draußen« genügend Nahrung vorhanden ist und man sich wegen der Vorratsbeschaffung überhaupt keine Sorgen machen muss – es herrschen eben paradiesische Zustände.

Sehen Sie auf Ihrem »mentalen Bildschirm« Adam und Eva dabei zu, wie sie durch das Paradies schlendern und ihr ganzes Leben hindurch nichts anderes als reich mit Früchten behangene Bäume kennen. Man kann sich dabei überhaupt nicht vorstellen, dass dieses Paar verspannt, gierig und hastig einen Himbeerstrauch plündert in der Angst, so schnell nichts anderes Gutes mehr zu bekommen. Vielmehr sieht man die beiden automatisch vor sich, wie sie verträumt oder nahezu gedankenlos einmal hier eine kleine Beere pflücken und einmal dort einen saftigen Pfirsich kosten. Da hochwertiges Essen immer vorhanden ist, verbindet das limbische System von Adam und Eva mit dem Thema Essen keinerlei Stress.

Lassen Sie hierzu die Aussage des Hirnforschers Gerald Hüther auf sich wirken: »Das, was nicht die geringste Spur einer.... Stressreaktion auslöst, bekommen wir, wenn überhaupt, nur mit größter Mühe in unseren Kopf, und, wenn wir es nicht ständig wieder aufsagen, ist es im Nu auch wieder verschwunden.« Entsprechend kann man annehmen, dass das Essen in den Köpfen von Adam und Eva unter den paradisischen Zuständen nur ein verschwommenes Randthema ist. Diese innere Einstellung unserer Ur-Urahnen können sie selbst erlangen, indem Sie schon morgens gut frühstücken und ab dann immer wieder kleine, gesunde Zwischenmahlzeiten und Mahlzeiten einnehmen. Das muss nicht viel sein, sondern gerade genug, um Ihren »inneren Steinzeitmenschen« friedlich zu halten, ihn also »einzulullen«.

Trainieren Sie die Einstellung von Adam und Eva

Diesen Ausführungen mag man entgegenhalten, dass die heutige Ernährungssituation in den Industrieländern doch in ihrem Überreichtum an Nahrungsmitteln mit paradiesischen Zuständen vergleichbar ist. Das stimmt jedoch nicht.

Im Paradies hingen ganz bestimmt keine von Fett triefenden Pommes frites oder Schmalzgebäck an den Bäumen. Es gab keinerlei

Das Dickmacher-Problem in den heutigen Zeiten ist nicht der Überfluss an sich, sondern das erschreckende Übermaß an schlichtweg ungesunden und dick machenden Nahrungsmitteln, die meistens auch noch äußerst billig angeboten werden: Produkte aus zu viel Weißmehl, Zucker und Fett und mit zuwenig Bestandteilen wie Vitaminen und Ballaststoffen und hochwertigen, das heißt langsam abspaltbaren Kohlehydraten. In Ländern wie den USA oder auch Australien sind deshalb überwiegend die Menschen mit niedrigem Einkommen dick, da diese Bevölkerungsgruppen sich überwiegend die billigen, dick machenden Nahrungsmittel kaufen. Die Bewohner mit höherem Einkommen sind eher bereit, für hochwertige Nahrung mehr Geld auszugeben. So ist gesundes vollwertiges Meersalz ebenfalls etwas teurer als das billigere Allerwelts-Salz, das für die Entstehung von Cellulitis verantwortlich gemacht wird.

Weißmehl oder gar Industrie-Zucker. Insofern konnten Adam und Eva sich auch keine die Fettleibigkeit verstärkende Insulinüberproduktion heranzüchten. Es hat schon seinen Sinn, dass wir hier über das Paradies und nicht über das vor Pudding überquellende Schlaraffenland reden.

Gegarte Speisen sind oft bekömmlicher als rohe

An dieser Stelle sei noch angemerkt, dass das Paradies-Beispiel kein Plädoyer für Rohkost als einzige Ernährungsform ist. Gegarte Speisen sind oft weitaus bekömmlicher als rohe Lebensmittel. Das Paradies-Training soll kein Dogma werden, sondern positiv inspirieren.

Ein weiteres Merkmal des Paradies-Trainings ist die Leichtigkeit, mit der Adam und Eva an ihre gesunden Nahrungsmittel herankamen. Sie mussten keine komplizierten Diätrezepte kochen oder zubereiten, um ihren Hunger zu stillen. Die meisten Rezepte dieser Art sind viel zu aufwendig für den Alltag – zumal, wenn man auch noch berufstätig ist. Die meisten Rezepte benötigen zu viel Zeit für Einkaufen und Kochen. Laut dem Ernährungswissenschaftler Michael Hamm ist beispielsweise Tiefkühlgemüse oft viel gesünder als angeblich »frisch« gekauftes. Denn das tief gekühlte Gemüse wird unmittelbar erntefrisch verarbeitet und eingefroren, während das »frische« oft lange Transportwege zurücklegen muss, bevor wir es zu kaufen bekommen.

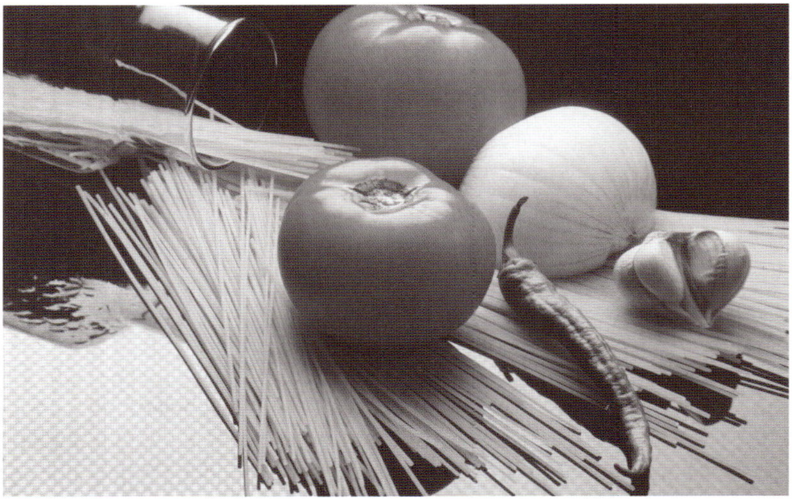

Spagetti sind gesund und lassen sich schnell zubereiten

Das Gleiche gilt übrigens auch für Fisch: Tiefgekühlter Fisch ist deswegen ganz besonders gesund, weil er fangfrisch verarbeitet wird. Da gelingt die Zubereitung schnell und einfach. Eine allzu intensive Beschäftigung mit Kochrezepten und Esswaren – und zwar unabhängig von ihrem Gesundheitswert – führt übrigens erwiesenermaßen zu einem Daueralarm der Verdauungsapparate: Unser Körper lebt in ewiger Erwartung einer Mahlzeit und produziert Magensaft und Insulin.

Haben Sie also Mut zur Einfachheit bei gesunder Ernährung – vor allem im Alltag. Leicht zubereitet sind zum Beispiel Hartweizen-Spagetti mit Würzspinat – die ideale Kombination eines guten Kohlenhydratträgers mit Gemüse. Oder versuchen Sie es mit Gemüse-Tiefkühlpäckchen, die man sich schnell in der Mikrowelle zubereiten kann und die sehr lecker schmecken. Ich selbst bin ganz begeistert von der Packung »Lust auf Gemüse« von der Fa. Iglo. Ähnlich einfach ist es, sich in der Mittagspause eine Schachtel Sushi zu kaufen. Und wenn Ihnen das zu teuer ist, bedenken Sie, wie viel Geld Sie schon in diverse Abnehmversuche gesteckt haben.

Heute weiß man, dass Serotonin sich im Gehirn nur optimal bei einer kohlenhydratreichen Ernährung bilden kann. Eine solche Ernährung hilft den wichtigsten Stoffen, aus denen dann im Gehirn Serotonin »gebastelt« wird, die so genannte Blut-Hirn-Schranke zu überwinden. Gute Kohlenhydratträger sind:

- Kartoffeln,
- Vollkornreis oder Parboiled-Reis,
- Vollkornbrot, Vollkornmüsli,
- Hartweizen- oder Vollkornnudeln,
- Hülsenfrüchte wie Linsen, Erbsen, Bohnen usw.

Heute sagt man, dass für einen stabilen Serotoninspiegel idealerweise 70 % (!) der täglich aufgenommenen Nahrungsmittelmenge aus hocherwertigen Kohlenhydraten bestehen sollte. Der »Rest« sind Eiweiß und möglichst wenig Fette. Wenn allerdings Fette gegessen werden, sollten es solche sein, die reich an so genannten ungesättigten Fettsäuren sind. Denn diese helfen dabei, dass andere gesunde Nahrungsmittel wie Obst und Gemüse optimal von unserem Organismus aufgenommen werden können. Deshalb dürfen

Achten Sie auf die richtigen Fettsäuren

viele fette Fischsorten – wie beispielsweise Makrelen – gern gegessen werden, da sie reichlich gesunde Fettsäuren enthalten.

Mit einer solchen kohlenhydratreichen Ernährung kann man sogar Schmerzzustände positiv beeinflussen. Denn ein hoher Serotoninspiegel wirkt auch schmerzlindernd.

Glückliche Lebensumstände fördern den Serotoninspiegel

Beim Thema Kohlenhydrate muss man zugeben, dass im Paradies natürlich keine Müsliriegel oder Vollkornbrote an den Bäumen hingen. Aber sicher hatten Adam und Eva allein schon deswegen einen ausreichend hohen Serotoninspiegel, weil sie so sorglos lebten – zumindest eine Zeit lang. Und: Auch glückliche Lebensumstände fördern den Serotoninspiegel.

Hier sind die wichtigsten Punkte des Paradies-Trainings noch einmal zusammengefasst:

- Essen Sie anteilig möglichst viele gesunde (langsam abspaltbare) Kohlenhydrate.
- Frühstücken Sie auf jeden Fall kohlenhydratreich.
- Essen Sie auch sonst Nahrungsmittel mit einer hohen Nährstoffdichte wie Obst und Gemüse.
- Nehmen Sie über den Tag verteilt viele kleine, aber von der Nährstoffdichte her hochwertige Mahlzeiten zu sich.
- Auch wenn Sie abnehmen wollen, bleiben Sie keinesfalls unter 1400 kcal pro Tag!
- Suchen Sie nach möglichst einfachen Rezepten, akzeptieren Sie auch vorgefertigte Produkte wie Müsliriegel (auch aus dem Reformhaus) oder Tiefkühlkost.
- Gestatten Sie sich ein »Betthupferl«, damit auch Ihr innerer Steinzeitmensch gut – weil satt – schläft.

Wenn Sie sich an dieses Paradies-Training halten, dürfen Sie zwischendurch auch einmal Schokolade oder ihren allzu fetten Lieblingskäse essen. Denn Sie werden feststellen: Beim Paradies-Training haben Sie nur noch Lust, an diesen Sachen ein bisschen zu knabbern oder zu nippen. Das große, unkontrollierte Hineinschaufeln bleibt aus, weil Sie sich jetzt grundsätzlich zufrieden fühlen. Außerdem üben verbotene Nahrungsmittel einen viel zu großen Reiz aus. Alles was erlaubt ist, wird hingegen mit der Zeit von allein uninteressant.

Es gibt ein Buch, das das Paradiestraining optimal unterstützt: »Grazing. Das neue Diätwunder«. In diesem Buch wird eine 1400-kcal-Diät vorgestellt, die über den Tag in viele kleine Mahlzeiten aufgeteilt ist (weitere Angaben siehe »Literatur«).

Mediterrane Kost: dem Paradies ganz nahe

Schon lange beobachtet man das Phänomen, dass Menschen in den so genannten Mittelmeerländern wie Italien, Spanien und Griechenland anscheinend besonders gesund leben. Sie haben weniger Herz-Kreislauf-Erkrankungen und Diabetes als andere Völker, leben länger und sind vergleichsweise auch insgesamt gesünder. Außerdem gibt es hier im Vergleich mit anderen Nationen sehr viel weniger übergewichtige Menschen. Heutige Forschungen zeigen übrigens, dass mediterrane Kost sogar in bestimmten Fällen das Krebsrisiko senken kann. Wenn von gesundheitsfördernder mediterraner Kost die Rede ist, so meint man unter Experten vor allem die Ernährung der frühen 60er-Jahre auf Kreta, in Teilen Griechenlands und Süditaliens.

Mittelmeerkost senkt das Krebsrisiko

Die mediterrane Ernährung der frühen 60er-Jahre kann in groben Zügen wie folgt beschrieben werden:

- reich an pflanzlichen Lebensmitteln (Obst, Gemüse, Brot, andere Getreideprodukte, Kartoffeln Hülsenfrüchte, Nüsse und Samen),
- frisches Obst als typische Nachspeise, gelegentlich süßen Nachtisch,
- täglich geringe/mäßige Mengen an Milchprodukten (in erster Linie Käse und Joghurt),
- geringe bis mäßige Mengen an Fisch und Geflügel (Ersatz von Rind- und Schweinefleisch),
- wenig Eier pro Woche,
- geringe bis mäßige Mengen an Wein, der üblicherweise zu den Mahlzeiten getrunken wird.

(Quelle: Info-Papier der WellCare GmbH Mannheim)

Ernährungsexperten sind sich heute darüber einig, dass abgesehen von dem milden, freundlichen Klima vor allem die Ernährung für die Gesundheit der Menschen in den Mittelmeerländern zuständig

Gemüse, Fisch und Olivenöl

ist. Man isst hier sehr viel frisches oder kurz gegartes Gemüse, Fisch statt viel Fleisch und benutzt als Fett fast nur Olivenöl. Allein diese drei Komponenten versorgen den Körper mit Vitaminen, »gesunden« Kohlenhydraten und auch gesunden Fetten, welche dem Körper optimal helfen, Vitamine und Spurenelemente aufzulösen und zu verwerten.

Natürlich trinkt man in diesen Ländern auch viel Wein, was natürlich für die Leber nicht ideal ist. Dazu muss man aber wissen, dass in diesen Ländern vor allem auch bei den Männern torkelndes Betrunkensein verpönt ist, sogar im Gegensatz zu unserer Gesellschaft als ausgesprochen unmännlich empfunden wird. Deshalb werden dort im Vergleich zu uns pro Kopf viel kleinere Mengen getrunken, und so genannte »Spiegeltrinker« gibt es eher selten. Außerdem weiß man heute, dass beispielsweise Rotwein – in Maßen genossen – sogar gesundheitsfördernd wirken kann.

Die mediterrane Kost ist ein Jungbrunnen

Übrigens hat das Mannheimer Universitätsklinikum unter der wissenschaftlichen Leitung des Physiologen und Ernährungsexperten Hans Leweling vor zwei Jahren für Mitarbeiter und Patienten die mediterrane Kost als Alternative zum bisherigen Klinikessen eingeführt. Nun werden die gesundheitsfördernden Effekte dort intensiv beforscht. Besonders aufregend sind zur Zeit die Erkenntnisse von Leweling, dass die so genannten sekundären Pflanzenstoffe in der mediterranen Kost richtige Jungmacher sind. Sie wirken:

- immunsteigernd,
- stoffwechselregulierend,
- antioxidativ.

Letzteres besagt, dass diese Pflanzenstoffe wie eine Art »Rostschutz« gegen die Oxidations- und somit die Alterungsprozesse im Körper (frei zitiert nach WellCare) wirken. Dieser Jungbrunnen aus der Nahrung ist ein absoluter Zukunftstrend.

Vielleicht haben Sie ja nach diesen Ausführungen Lust, sich durch ein Kochbuch über mediterrane Kost oder die so genannte »Mittelmeerdiät« inspirieren zu lassen.

Der »Tarzan-Trick«

Es gibt noch eine weitere Möglichkeit, sich über den Tag kleine Inseln subjektiver Zufriedenheit zu schaffen. Diese Methode ist besonders nützlich, wenn Sie zum Stress-Essen neigen. Viele Menschen fühlen sich durch eine Überfülle von Alltagsaufgaben chronisch erschöpft und überfordert. Essen gibt dann das subjektive Erlebnis einer Kraftspende – obwohl man rein theoretisch bereits genug gegessen hat. Dieses Erlebnis einer Kraftspende kann sehr gut durch die regelmäßige Stimulation der Thymusdrüse ersetzt werden.

Wenn Alltagsaufgaben erschöpfen und überfordern

Diese für unser Immunsystem und die allgemeine Körperkraft bedeutsame Drüse befindet sich hinter dem Brustbein, ca. zwei Zentimenter unter dem breiten »V«, welches Ihr Schlüsselbein spürbar bildet. Klopfen Sie mit der lockeren Faust leicht auf diesem Bereich Ihres Brustbeins. Wer gar nicht weiß, wie das geht, schaut sich noch einmal einen Tarzan-Film an. Tarzan trommelt sich bei seinem berühmten Schrei sogar mit beiden Fäusten an diese wichtige, Kraft spendende Stelle. Wählen Sie die oben geschilderte moderate Form ohne Schrei. Statt eines Aufsehen erregenden Trommelns ist das leichte Klopfen mit einer Hand für die erwünschte Wirkung völlig ausreichend. Wie archetypisch tief verwurzelt dieses »Kraft-Klopfen« ist, können Sie auch an unseren entfernten Verwandten, den Affen, beobachten: Intuitiv klopfen alle Primaten gelegentlich das Brustbein im Bereich der Thymusdrüse.

Wo Sie die Thymusdrüse finden

Doch auch heutzutage stimuliert jeder Mensch unbewusst seine Thymusdrüse in Stresssituationen. Sagen Sie beispielsweise zum Kollegen: »Du, dein Auto wurde eben gerade abgeschleppt«, so fasst oder schlägt man sich wahrscheinlich sofort mit der flachen Hand an das obere Brustbein, stösst einen Schreckenslaut aus und schaut geschockt. Der Impuls, sofort diese Stelle zu berühren, entspricht dem unbewussten Wissen über die Kraft spendende Bedeutung dieser Art der Stimulation. Bei so genannten Muskeltests kann man deutlich zeigen, dass Menschen nach einer Thymusdrüsenstimulation eine deutlich gesteigerte Muskelkraftreaktion haben.

Muskelkraftreaktion durch Thymusdrüsenstimulation

Weshalb funktioniert der Tarzan-Trick? Die Erklärung hierfür finden Sie wieder in der Funktionsweise des zentralen Nervensystems. Nervenimpulse in Gehirn und Körper müssen auf ihrem Weg durch unzählige Nervenbahnen und Nervenzellen im wahrsten Sinne des Wortes kleine Hürden überspringen. Diese Nervenbahnen verlaufen nicht durchgehend von Zelle zu Zelle, sondern sind in diverse Nervenbahnen-Abschnitte unterteilt. Über diese Abschnitte muss der Impuls »hinwegspringen«. Demzufolge bewegt sich ein Nervenimpuls wie die Staffel beim Staffellauf durch den Körper. Statt einen Staffelstab haben wir chemische Nervenbotenstoffe zwischen den Nervenbahn-Abschnitten und den Zellen.

Die Thymusdrüse spielt eine wichtige Rolle im Stoffwechsel. Der Stoffwechsel wiederum garantiert unter anderem die Anwesenheit der für die Nervenimpulse wichtigen Nervenbotenstoffe. Vor diesem Hintergrund ist es verständlich, warum die Thymusdrüsenstimulation die Muskelkraft spontan steigern hilft. Der Nervenimpuls kommt einfach besser an, da der Staffelstab reibungslos aufgrund der guten Stoffwechselsituation durch die Nervenbahnen bis hin zum Muskel transportiert wird.

Mit dem »Tarzan-Trick« gegen Hungerbedürfnisse

Sie können sehr gut spüren, wann die Kraft spendende Reaktion auf die Stimulation hin einsetzt. Nach etwa 30 Sekunden Klopfen haben Sie plötzlich das automatische Bedürfnis, tief durchatmen zu wollen. Jetzt sollten Sie noch eine halbe bis eine Minute weiterklopfen. Sie werden nun nochmals spontan tief durchatmen. Jetzt ist die entstressende Wirkung eingetreten. Sie hält erfahrungsgemäß drei bis vier Stunden an. Vielen unserer Klienten hat dieser »Tarzan-Trick« schon geholfen, aufkommende Hungerbedürfnisse wieder einzuschläfern. Das hilft natürlich nur, wenn Sie real bereits genügend gegessen haben. Der »Tarzan-Trick« ersetzt keinesfalls Ihr natürliches körperliches Bedürfnis nach Lebensmitteln.

Die Thymusdrüsenstimulation wird vor allem in der Kinesiologie angewandt. Ein bewährtes Buch zum Thema ist »Der Körper lügt nicht« von John Diamond (siehe »Literatur«). Man empfiehlt, die Thymusdrüsenstimulation dreimal täglich für ein bis zwei Minuten durchzuführen. Nutzen Sie gern auch »Leerphasen«, wie das Warten an der roten Ampel und Fernsehen. Mitten im Gespräch sollten Sie

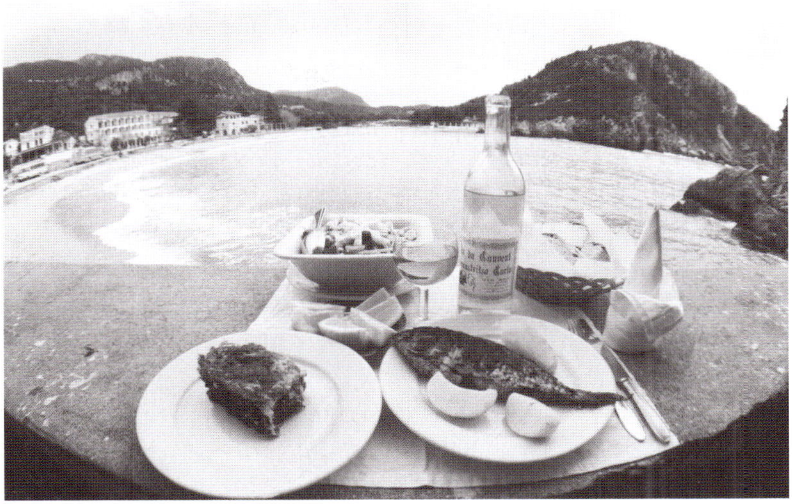

Die Mittelmeerdiät ist der Gesundheit zuträglich

die Stimulation nicht einsetzen, da dies einen etwas seltsamen Eindruck machen könnte. Insgesamt glätten Sie so tagsüber Ihren Alltagsstress und können entsprechend auf etwaige Anfälle von »Beruhigungs-Essen« verzichten. Auch Ihrem inneren Steinzeitmenschen sagt diese Methode zu. Vielleicht haben unsere Vorfahren sie intuitiv viel häufiger eingesetzt als wir heute.

Glätten Sie Ihren Alltagsstress

Trinken als Kraftquelle

Obwohl das Thema Trinken so selbstverständlich erscheint, ist es doch immer wieder erstaunlich, wie viele Erwachsene zu wenig Flüssigkeit zu sich nehmen. Nach wie vor denken viele Menschen, dass Getränke wie Kaffee, schwarzer Tee oder gar Alkohol als Flüssigkeitsaufnahme gewertet werden können. Das Gegenteil ist der Fall. All diese eben genannten flüssigen Genussmittel haben auf unseren Körper eine rein gegenteilige Wirkung: Sie entziehen ihm Wasser, anstatt ihm die Flüssigkeit, die wir für unser allgemeines Wohlbefinden und unsere Gesundheit dringend benötigen, zuzuführen. Man spricht hier von der so genannten dehydrierenden Wirkung von Getränken.

In Ländern mit einer traditionellen Kaffee-Trinkkultur wie beispielsweise in der Türkei oder in Österreich wird Ihnen zu jedem Kaffee immer ein Glas Wasser serviert, um den Flüssigkeitsverlust auszugleichen. Und einem Alkoholkater können sie in Maßen vorbeugen, wenn Sie während des Feierns möglichst viel Wasser zusätzlich zu den alkoholischen Getränken trinken. Wenn Sie nach Kaffee- oder Alkoholgenuss häufig auf Toilette gehen müssen, scheiden Sie gar nicht unmittelbar die gerade konsumierten Getränke als Flüssigkeit aus, sondern das Wasser, welches dem Körper spontan durch die dehydrierenden Getränke entzogen wurde.

Was hat das mit der Vermeidung von Heißhungerattacken zu tun? Es gilt hier die gleiche Überlegung wie im Kapitel zuvor. Viele Menschen essen oft überflüssig viel, weil sie sich schlichtweg erschöpft, gestresst oder »alle« fühlen. Sie essen oder naschen dann in der Illusion, sich damit zu stärken. »Das brauche ich jetzt richtig« oder »das ist Nervennahrung für mich« sind gängige Redewendungen.

Zu wenig Flüssigkeit führt zu körperlichem Unbehagen

Eine chronische Unterversorgung mit Flüssigkeit führt zu einer Reihe von Symptomen körperlichen Unbehagens: Müdigkeit, Kopfschmerzen, Konzentrationsprobleme, allgemeines körperliches Schwächegefühl. »Wenn alte Leute verwirrt sind«, berichtete eine erfahrene Ärztin, »genügt häufig die Gabe einer reinen Flüssigkeitsinfusion. Dann sind die meisten sofort wieder bewusstseinsklar und normal orientiert.« Obwohl der Körper alter Leute viel empfindlicher reagiert als der von jüngeren Menschen, sollten diese Ausführungen nachdenklich machen.

Regelmäßiges Trinken von flüssigkeitsversorgenden Getränken – am besten ist natürlich Wasser – hat einen nicht zu unterschätzenden Einfluss auf Ihr allgemeines Wohlbefinden. Außerdem signalisiert die optimale Körperversorgung einmal wieder Ihrem inneren Vorfahr, dass er beruhigt und gelassen bleiben kann. Denn Flüssigkeitsentzug kann ein menschlicher Organismus nur wenige Tage überleben, Essensentzug hingegen sogar bis zu vier Wochen.

Zwei Liter Wasser sind die optimale Menge für einen erwachsenen Körper. Entwickeln Sie eine Reihe von Strategien, um in Ihrem individuellen Alltag immer genug Flüssigkeit zu sich zu nehmen: Stellen Sie überall Gläser und Wasserflaschen auf oder nehmen Sie sich

Trinkvorräte mit, wenn Sie unterwegs sind. Am gesündesten ist in Glasflaschen abgefülltes Quellwasser ohne Kohlensäure. Natürlich ersetzt regelmäßiges Trinken kein Essen, aber es macht ebenfalls subjektiv zufrieden.

Zwei Liter Wasser sind optimal

Das Kochbuch-Training: schlank durch Entzauberung

Kennen Sie diesen Effekt? Sie blättern in einem Kochbuch oder sehen die Abbildung eines leckeren Rezepts und bekommen allein durch die Bilder Appetit. Das liegt daran, dass unser Gehirn allein bei Vorstellungen und Ideen Emotionen und Körperreaktionen produzieren kann. Denken Sie beispielsweise jetzt einmal an eine frisch geschnittene Zitronenscheibe. Die meisten Leser werden beim Lesen dieser Zeilen einen deutlichen Speichelfluss feststellen – ohne dass eine reale Zitrone weit und breit zu sehen wäre. Unsere innere, mentale Sinneswahrnehmung verursacht in uns also ähnlich intensive Gefühls- und Körperreaktionen wie von außen her eintreffende Reize.

Speichelfluss durch bloße Vorstellung

> Wenn wir uns nicht mit allen Sinnen etwas vorstellen könnten, hätte kein Mensch Lust, einen Roman oder einen Krimi zu lesen. Denn das reale Sinnesangebot besteht beim Lesen in der visuellen Wahrnehmung von kleinen schwarzen Zeichen auf weißem Papier. Und das allein ist überhaupt nicht spannend oder rührend. Bewegt fühlen wir uns erst durch die Vorstellungen, welche in uns beim Lesen der Zeilen entstehen. Diese Ansprache unserer Emotionen durch mentale Bilder und Stimmungen führt erst dazu, dass wir ein Buch nicht mehr aus der Hand legen mögen.

Mit diesem Stoff arbeitet auch die Werbung. Obwohl man Bilder nicht essen kann, können sie durch eine geschickte Darstellung von Dingen, die mit Essen zusammenhängen, körperliche Reaktionen wie Appetit oder gar Heißhungergefühle wecken. Und diese Tatsache wird quasi an jeder Straßenecke ausgenutzt. Wo wir gehen und stehen, werden wir mit Bildern von Essen konfrontiert: auf riesigen Plakaten, bei jeder Fernsehwerbung, beim Durchblättern fast jeder Zeitschrift. Hinzu kommt eine ständige Reizkonfrontation durch unzählige Lebensmittelgeschäfte, Restaurants und Imbisse.

Bilder wecken Appetit oder Heißhunger

Unsere Sinne werden also permanent nahezu gezwungen, eine enorme Anzahl an Essens-Bildern zu verarbeiten. Denn jeder Reiz, der unsere Sinnesorgane wie Augen, Nase oder Ohren trifft, gerät in unser Gehirn und muss dort erst einmal verarbeitet werden – ob nun im bewussten oder im unbewussten Erleben, wobei die Sinnesmanipulation der unbewussten Wahrnehmung wesentlich subtiler gegen alle guten Vorsätze wirkt.

Gegen diese unbewusste Manipulation unserer Appetitreaktionen ist das Kochbuch-Training eine sehr gute Hilfe. Denn damit können sie eine gezielte Einstellungsänderung gegenüber Essensreizen regelrecht einüben – ebenso sicher wie das Einmaleins. Nehmen Sie das Wort Einstellung einmal ganz wortwörtlich und rufen Sie diesbezüglich Ihre Referenzerfahrungen mit der emotionalen Wirkung von Fotos oder Filmen auf:

- große Bilder wirken stärker als kleine,
- farbige Bilder sprechen intensiver an als Schwarzweißbilder,
- Großaufnahmen transportieren mehr Gefühle als wenn das betrachtete Objekt nur ganz klein im Gesamtbild zu finden ist.

Natürlich sind dies nur ein paar Standards. Sie werden jedoch in der Werbung durchgängig berücksichtigt. Aus diesen Gründen präsentiert man Bilder von Lebensmitteln gern in Großaufnahme so, als könnte der Bildbetrachter sofort hineinbeißen. Riesige Schokoriegel kommen im Plakat direkt auf uns zu, Pizzas oder Kuchen erscheinen so auf Plakaten, als wollten sie gleich vom Bild aus in unseren Mund spazieren. Auch die Abbildungen von angeblich schlank machenden Diätrezepten haben leider die gleiche Wirkung. Sie haben zwar erfreulicherweise beispielsweise nur 300 Kalorien, werden aber so lecker abgebildet, dass einem das Wasser im Munde zusammenläuft. So kann leider keinerlei Einstellungsänderung zum Thema »Verführung durch Essen« erzielt werden.

Vorratsängste werden durch Überangebot geweckt

Und auf den inneren Steinzeitmenschen, der archetypisch gesehen chronisch durch Vorratsängste geplagt wird, löst dieses sinnliche Überangebot eine beständige Sammlerunruhe aus. Sie mögen diesen Ausführungen vielleicht entgegenhalten, dass diese Essenskonfrontation doch eigentlich dem Paradies-Training entspricht – aber dem ist keinesfalls so. Im Paradies standen keine riesigen Plakate

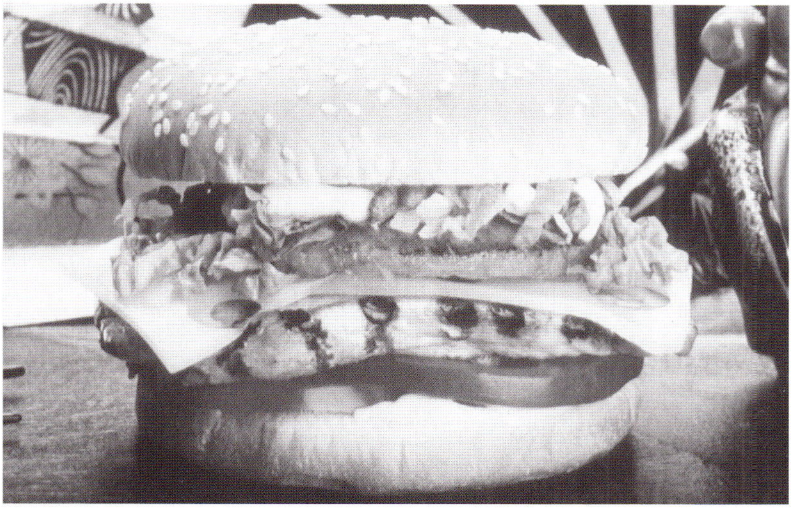

Im Paradies leuchten keine Hamburger von Plakatwänden

von Marsriegeln oder Hamburgern aufdringlich an jeder Ecke herum, sondern die Lebensmittel hingen von dezentem Blattwerk umgeben visuell bescheiden an Bäumen und Sträuchern. So konnten sich die Sinne auch mit einer Fülle von alternativen erbaulichen Wahrnehmungen von Landschaft, Pflanzen und Vogelzwitschern ausreichend »sättigen«. Auf der auditiven Schiene könnte man symbolhaft sagen, dass im Paradies die Lebensmittel angenehm summten und dass sie heute in der Zivilisation mit ihren Werbemitteln ständig lauthals und aufdringlich schreien.

Hilfe durch geeignete Wahrnehmungsfilter

Wie kann man nun gegen dieses »Lebensmittel-Geschrei« in seinem Kopf wirksame Schalldämpfer einbauen? Die Antwort wurde eigentlich schon angedeutet: Bringen Sie Ihrem Gehirn bei, Sinnesreize von Essenssachen durch geeignete Wahrnehmungsfilter emotional unwichtig zu machen. Dazu benötigen Sie ein Kochbuch oder eine Zeitschrift mit einer Reihe »hautnaher« Abbildungen von leckeren Rezepten. Mit diesem Buch oder diesen Abbildungen begeben Sie sich zu einem Kopierer und lichten dann diese als Schwarzweißbilder ab. Fertigen Sie sich etwa zwanzig solcher Kopien an. Dann bilden Sie zwanzig entsprechende Bilderpaare. Entweder legen Sie die Schwarzweißkopie im Buch gleich hinter die Farbabbildung oder

Sie ordnen die Paare – falls es sich um Zeitungsseiten handelt – in Klarsichthüllen, so dass auf der einen Seite das Farbfoto und beim Umdrehen auf der Rückseite der Schwarzweiß-Zwilling der Farbabbildung zu sehen ist. Das »Kochbuch-Training« läuft nun folgendermaßen ab:

- Sie sorgen zunächst dafür, dass Sie durch ein geeignetes »Paradies-Training« angenehm satt sind. Denn das »Kochbuch-Training« soll nur gegen ungewollte Verführung, nicht aber gegen »berechtigte« Sättigungsbedürfnisse wirken.
- Sie setzen sich in Ruhe mit Ihren Bilderpaaren hin und nehmen sich zunächst ein Farbbild vor. Lassen Sie die leckeren Impulse für zehn Sekunden auf sich wirken. Dann nehmen Sie sich sofort den Schwarzweiß-Zwilling und lassen dieses Bild für ca. zwanzig Sekunden auf sich wirken. Spüren Sie beim Betrachten in Ihren Körper hinein. Sie können nun ganz deutlich fühlen, wie sich der Verführungssog der abgebildeten Essensache spürbar löst und Sie sich gleichzeitig »ernüchtert« und angenehm frei fühlen.

Die innere »Abkühlung«

- Nun fahren Sie mit den anderen Bildpaaren fort. Lernen Sie dadurch das Gefühl der inneren »Abkühlung« immer besser kennen.

Machen Sie dieses Training über drei Tage mindestens fünf Minuten täglich. Sie können sich auch die Bildpaare immer einmal zwischendurch auch nur für eine Minute vornehmen.

Nach drei Tagen können Sie testen, ob das Training schon anfängt, in Ihrer Vorstellung zu wirken. Betrachten Sie sich jetzt nur das Farbbild, schließen Sie die Augen und drehen Sie nun im Geiste wie mit einer mentalen Fernbedienung die Farbe aus dem Bild heraus, bis es schwarzweiß geworden ist. Spüren Sie die angenehme Ernüchterung und die körperliche Befreiung vom »Verführungssog«.

»Live-Training« im Supermarkt

Nach weiteren drei Tagen können Sie auch schon mit dem »Live-Training« beginnen. Dehnen Sie das Üben auf Kühlschränke, Supermärkte und gedeckte Tische aus. Wann immer Sie Lebensmittel real sehen, schieben Sie mit Ihrer Vorstellungskraft ein entsprechendes Schwarzweißbild zwischen sich und den »Verführer« und nehmen wieder das Befreiungsgefühl wahr.

Schon nach einer Woche beginnt Ihr Gehirn, diese neue Verknüpfung von Essenswahrnehmung und »Abkühlung« automatisch zu durchlaufen – ebenso automatisch, wie sich als Kind bei Ihnen im Laufe von einigen Tagen oder Wochen das Einmaleins als »automatisches Programm« einstellte. Diese neue Assoziation entspricht dann ganz wortwörtlich einer »neuen Einstellung«.

Denken Sie dabei tatsächlich einmal an Ihren Fernseher oder an die Kunst der Kameraführung. Auch hier gibt es Knöpfe oder Regler, welche beständig neue Einstellungen zu wahrgenommenen Objekten herstellen: Nahaufnahme oder »wegzoomen«, farbig oder schwarz-weiß, kontrastreich oder verschwommen. Mit diesen Einstellungskünsten erzeugt der Regisseur oder Fotograf ebenfalls bei seinen Zuschauern oder den Betrachtern der Bilder Emotionen. Und genau diese Kunst haben Sie jetzt durch das Kochbuch-Training auf ihre »mentale Kameraführung« hinsichtlich des Themas Essen übertragen.

Selbstbewusstsein durch »mentale Kameraführung«

Bei allen unseren Klienten zeigte dieses Training bisher spürbare Wirkung. »Vor allem haben diese Übungen mein Selbstbewusstsein gestärkt«, sagte eine Kursteilnehmerin. »Ich fühle mich jetzt richtig stark vor einem Büfett, kucke die Platten an und denke innerlich überlegen ›Ihr könnt mir nichts mehr anhaben‹. Man hat das Gefühl, wieder Herr bzw. Frau im Hause der eigenen Psyche zu sein.«

Wenn Ihnen das Kochbuch-Training zusagt, können Sie noch einige weitere Einstellungsvarianten üben:

Sehen Sie die Essensbilder durch mentale, starke Farbfilter: blau, lila, grün usw., verkleinern Sie die wahrgenommenen Bilder im Geiste oder übertreiben Sie, indem Sie das Essen in der Phantasie riesig wachsen sehen: Trüffel so groß wie Heuballen, Torten groß wie ein Karussel usw. Es gibt einige Menschen, auf die auch diese Übertreibung »ernüchternd« wirkt. Suchen Sie sich einfach Ihre wirksamste Strategie heraus!

Wie man vor einem Büfett gelassen bleibt

Nach dem Distanztraining mit zweidimensionalen Bildern folgt nun die Konfrontation mit der Herausforderung »live«: die Begegnung mit einem Büfett. Besonders gut eignen sich hierfür die Brunch-Büfetts, welche in vielen Restaurants, Hotels oder auch Kneipen angeboten werden. Um zu lernen, wie man Heißhungerattacken erfolgreich begegnet, nützt Ihnen nämlich die Beschäftigung mit Obst, Salaten und sonstigen kalorienarmen Lebensmitteln leider überhaupt nichts.

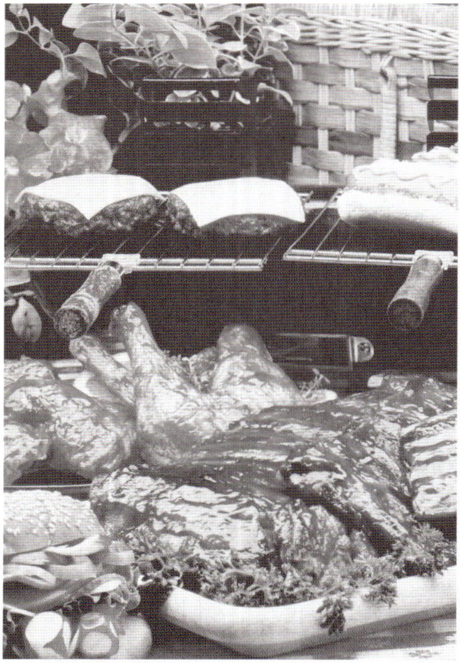

Vor einem Büfett kalt zu bleiben fällt schwer

Vielmehr ist die Begegnung mit dem eigentlichen Gegner Ihr Thema: Sie wollen sich ja angesichts »gefährlicher« Verführer als freier Mensch und nicht als Sklave ungewollter Gelüste fühlen. Das ist Ihr Ziel. Und hier ist demnach auch Ihr Trainingsterrain – und nicht in einem Gemüseladen. Ein Boxer übt schließlich auch nicht mit seiner Oma, sondern sucht sich extra starke Sparringpartner, um seine Künste und seine Reaktionsgeschwindigkeit zu optimieren. Bereiten Sie sich folgendermaßen auf das Büfett-Training vor:

- Zunächst sollten Sie sich noch zu Hause mental und körperlich auf das Büfett vorbereiten. Essen Sie irgendeinen kleinen Vollkornhappen (Müsli, Brötchen etc.), damit Ihr Körper schon einmal eine kleine »Sicherheit« – nämlich die Vorbereitung für einen angenehmen Serotonin- und Blutzuckerspiegel – aufbaut. Trinken Sie bewusst zwei, drei Gläser Wasser.
- Gehen Sie wieder in Dialog mit Ihrem »inneren Vorfahr«. Erklären Sie ihm oder ihr, dass es gleich unglaublich viel zu essen gibt, dass dies aber nicht die einmalige Gelegenheit im Leben oder gar ein Wunder ist, sondern dass derartige Essensmassen theoretisch täglich überall tonnenweise zu bekommen sind.
- Sollten Sie zum Büfett eingeladen sein, beschäftigen Sie sich kritisch mit Ihrer »Umsonst-Mentalität«: Sind Sie der Meinung, dass

Gratisangebote hemmungslos abgeräumt werden müssen? Machen Sie sich klar, dass Ihr eigentlicher Traum ein gesunder, ansehnlicher Körper ist und dass dieses Ziel über allem steht. Sagen Sie sich den Satz: »Mein Körper ist keine wandelnde Tupper-Box.«

- Sollten Sie für das Büfett selbst bezahlen, beschäftigen Sie sich kritisch mit Ihrer »Ich-hab's-schließlich-bezahlt«-Mentalität. Bauen Sie sich eine Brücke: Die eine Hälfte bezahlen Sie für's Essen und die andere Hälfte für die Gelegenheit zu einem ganz persönlichen Anti-Heißhunger-Fitnesstraining. Das ist doch auch etwas wert! So ist Ihr Geld gleichermaßen in Essen und in persönlicher Zufriedenheit mit dem eigenen Körper und Ihrem Essverhalten angelegt.

Nach dieser entsprechenden mentalen Vorbereitung können Sie nun den Schauplatz des Geschehens »live« betreten und sich in den Ernstfall begeben. Selbstverständlich tarnen Sie sich nach außen als völlig normaler Büfettteilnehmer mit einem Teller in der Hand und tun sich wie alle anderen einige der schönen Speisen auf. Während dieser Beschäftigung befolgen Sie jedoch eine Reihe von Trainingsaufgaben:

- Schon von weitem stellen Sie sich vor, dass sich vor dem Büfett – natürlich nur für Sie wahrnehmbar – eine dicke, durchsichtige Plexiglasscheibe befindet. Und wann immer nun Ihre Hand zum Büfett möchte, muss Sie durch diese Wand hindurchgreifen. Vor dem geistigen Ohr ertönt dabei ein »Zauberpling«, wodurch die dicke Scheibe für die Hand und den Arm durchlässig wird. Ziehen Sie dann die Hand wieder zurück, zeigt ein zweites »Zauberpling« die Rückkehr der Hand vor die Scheibe an. Auf diese Weise erhält jedes Zugreifen ein extra Signal und verhindert somit das »Schwinden der Sinne im Büfett-Rausch«.
- Benutzen Sie diese Plexiglasscheibe auch als Wahrnehmungsfilter, so wie Sie es beim Kochbuch-Training bereits kennengelernt haben. Die Scheibe kann das Essen schwarzweiß machen, blau, grün oder lila färben. Außerdem kann sie stark vergrößern und auf winizige Formate verkleinern. Nutzen Sie hier genau die Strategie, welche Sie auch beim Kochbuch-Training als die wirkungsvollste erlebt haben.
- Beobachten Sie immer wieder aufmerksam Ihre Mitstreiter am Büfett: Wie sehen sie auf die »Beute«, wie bewegen sie sich, nach

welchen Kriterien »packen« diese Mitmenschen ihren Teller? Was mag dabei in ihren Köpfen vorgehen? Natürlich machen Sie das alles dezent und unauffällig. Diese Beoabachtungen versetzen Sie in die Wahrnehmungsposition des von außen schauenden Sachverständigen und verhelfen so zu einer allgemein distanzierten Betrachtungsweise – auch dem Büfett gegenüber.

- Fühlen Sie sich allzu magnetisch von irgendeiner Speise angezogen, bewegen Sie einfach ein paarmal ganz schnell die Augen hin und her. Die anderen werden das überhaupt nicht bemerken, da sie mit den dargebotenen Platten und Schüsseln beschäftigt sind. Diese schnellen Augenbewegungen führen nicht nur zu einer Lösung des Blicks, sondern gleichzeitig auch zu einer emotionalen Loslösung vom Verführungssog des Krabbensalats oder sonstiger Leckereien. Denn diese Blicktechnik weitet den Blickwinkel. Innerlich öffnet sich der Horizont, und man kann wieder den Blick in die Zukunft schweifen lassen. So fällt Ihnen ganz schnell wieder ein, dass Ihnen ja ein langfristiges, gesundes Schlanksein wichtiger ist als die momentane Einverleibung des Krabbensalats – oder irgendeiner anderen Büfettzutat.
- Erleben Sie, wie dieses Büfett-Training Ihnen hilft, nur die Sachen auf den Teller zu tun, welche Sie auch freiwillig essen möchten. Kehren Sie als Sieger an Ihren Platz zurück und essen Sie nun mit Genuss. Dann können Sie gern noch mehrmals an den Ort des Geschehens zurückkehren.

Übung macht den Meister

Übung macht den Meister. Das Büfett-Training ist ein reines Mentaltraining zur Einstellungsveränderung gegenüber allzu aufdringlichen Lebensmittelreizen. Es ist keine Diät und soll eine solche nicht ersetzen. Aber es soll Ihnen helfen, wieder Herr bzw. Frau über Ihre Psyche zu werden und zu bleiben.

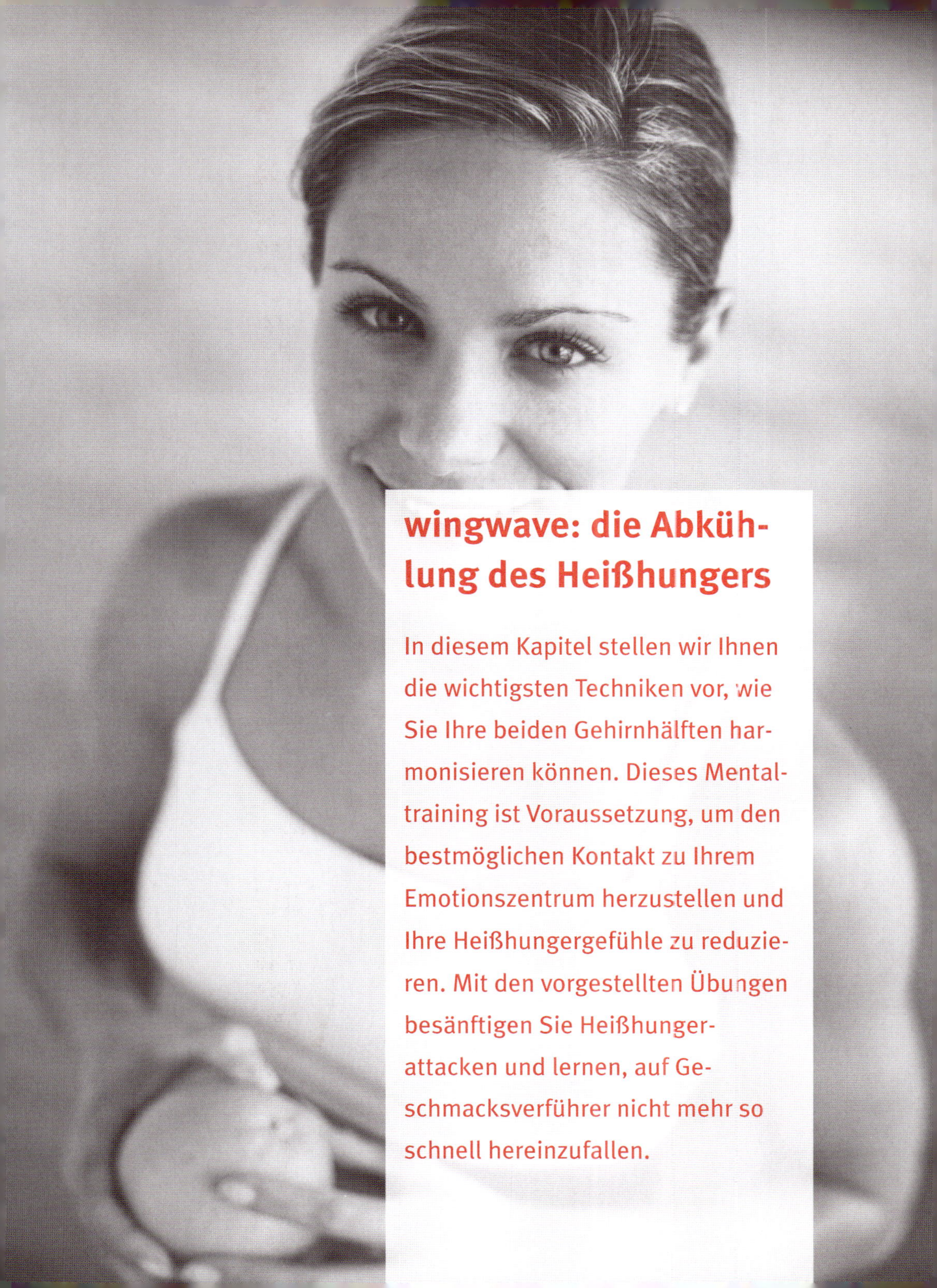

wingwave: die Abkühlung des Heißhungers

In diesem Kapitel stellen wir Ihnen die wichtigsten Techniken vor, wie Sie Ihre beiden Gehirnhälften harmonisieren können. Dieses Mentaltraining ist Voraussetzung, um den bestmöglichen Kontakt zu Ihrem Emotionszentrum herzustellen und Ihre Heißhungergefühle zu reduzieren. Mit den vorgestellten Übungen besänftigen Sie Heißhungerattacken und lernen, auf Geschmacksverführer nicht mehr so schnell hereinzufallen.

Beim Büfett-Training haben Sie bereits die Technik der schnellen Augenbewegungen kennen gelernt. In der Schlafmedizin weiß man nun schon seit Jahrzehnten, dass jeder Mensch nachts im Traumschlaf ebenfalls seine Augen in schneller Geschwindigkeit hin- und herbewegt. Man nennt daher diese Schlafphasen »Rapid Eye Movement« (schnelle Augenbewegung). Diese Phasen werden allgemein abgekürzt als REM-Phasen bezeichnet.

Die heutige Einschätzung der Schlafforscher besagt, dass jeder Mensch in seinen Träumen überwiegend sein seelisches Wohlbehagen »auftankt«. »Schlaf doch eine Nacht darüber – morgen sieht alles ganz anders aus«, sagt ja auch der Volksmund zu diesem Thema. Man geht davon aus, dass die ersten drei bis vier Stunden des Nachtschlafs der körperlichen Regeneration dienen und dann in den nächsten drei bis vier Stunden die seelische Erholung von den Alltagserlebnissen stattfindet. Denn in der zweiten Nachthälfte nehmen die REM-Phasen deutlich zu.

»Augen-Turnen« befreit

Was nun haben diese Ausführungen mit dem Thema »Heißhunger« zu tun? Erinnern Sie sich daran, dass eine Übung beim Büfett-Training darin bestand, die Augen bewusst ein paarmal schnell hin- und herwandern zu lassen. Es wurde gesagt, dass dieses »Augen-Turnen« hilft, die allzu magnetische Anziehungskraft von leckeren Lebens-

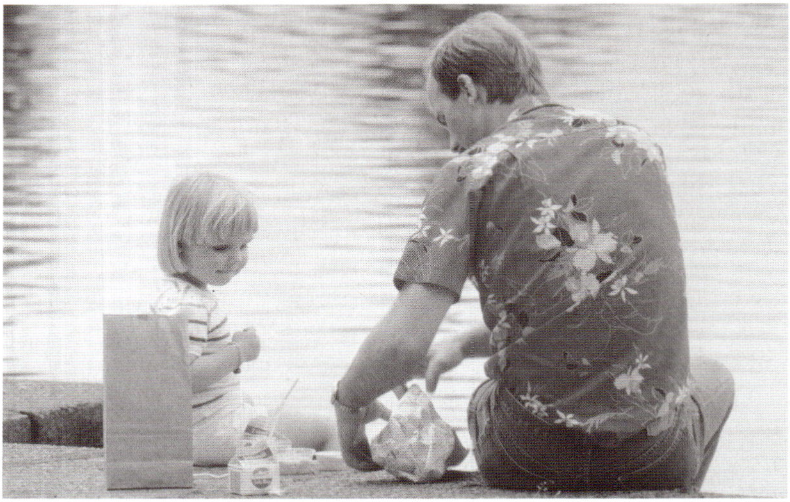

Körperliche Regeneration ist wichtig für einen ausgeglichenen Alltag

mitteln emotional zu überwinden. Man kann sich durch diese einfache Übung also aus einem Gefühlssog befreien.

Machen Sie sich bewusst, dass jeder Mensch im Rausch der Gefühle einen überwiegend bewegungslosen Blick hat: Die Augen sind »schreckgeweitet« oder jemand »starrt vor Wut«. Auch bei Ekel bewegen sich die Augen kaum. In diesen Momenten herrscht an den Augäpfeln ein sehr hoher Muskeltonus, wodurch dieser reglose Blick verursacht wird. Auch traurige Menschen schauen meist nur auf eine Stelle. Hier hat der Blick seine Lebhaftigkeit verloren, wahrscheinlich, weil jetzt der Muskeltonus an den Augäpfeln ganz niedrig ist.

Regloser Blick durch hohen Muskeltonus

Auch bei positiven Emotionen fokussiert sich der Blick meist fest auf irgendein Objekt. Denken Sie nur an den »verliebten« Blick oder an die staunend aufgerissenen Augen, wenn wir von etwas fasziniert sind. Genau diese Blickfokussierung können Sie beispielsweise bei Ihren Mitmenschen am Büfett beobachten: Die »Beute« wird fest ins Visier genommen und nicht mehr aus den Augen gelassen.

Lebhafte Augenbewegungen lösen nicht nur den starren Blick, sondern offensichtlich auch die starke emotionale Sensation eines wahrgenommenen Objektes – sei es real oder in Gedanken. Erst in diesem Moment kann man beginnen, mit der wahrgenommenen Sache spielerisch oder auch kreativ umzugehen. Der lebhafte Blick zeigt immer an, dass ein Mensch ein Erlebnis oder einen Gedanken gerade aktiv in sich bewegt und verarbeitet, dass die Sache eben mental »von allen Seiten« betrachtet wird. In dieser Aktivierung machen wir etwas mit wahrgenommenen Objekten – und nicht umgekehrt, wir werden zu Aktiven statt zu ausgelieferten Opfern. Deswegen kann man sich auch erst in dieser Aktivierung »einer Sache gewachsen fühlen«.

Vor einigen Jahren machte die amerikanische Psychotherapeutin Francine Shapiro diesbezüglich ein bedeutsame Entdeckung. Während eines Spaziergangs ging sie einer Reihe von sorgenvollen Gedanken nach und war entsprechend niedergeschlagen. Doch auf einmal fühlte sie sich frei und erleichtert. Voller Verwunderung registrierte sie dieses Phänomen und stellte fest, dass sie kurz vor der positiven Gefühlswende ruckartig ihre Augen schnell hin- und herbewegt hatte – ähnlich dem REM-Muster. Aus dieser Entdeckung entwickelte sie dann einen psychotherapeutischen Ansatz mit der Bezeichnung EMDR: »Eye Movement Desensitization and Reprocessing«. Bekannt wurde diese Methode durch die optisch ungewöhnliche Umsetzung: Der Therapeut winkt schnell vor den Augen der Klienten hin und her, während diese an besonders belastende Erinnerungen denken.

Die EMDR-Methode

Trotz dieser scheinbaren Einfachheit zeigt EMDR eine verblüffend schnelle und effektive Wirkung. Die Klienten fühlen sich rasch von ihren drückenden Erinnerungen emotional befreit. Sie können nach der Behandlung deutlich wahrnehmen, dass so schlimme Ereignisse wie ein Unfall oder eine Gewalttat der Vergangenheit angehören und überstanden sind. Heute ist diese ungewöhnliche Methode aus der Behandlung von posttraumatischem Stress nicht mehr wegzudenken.

Viele Anwender von EMDR haben inzwischen entdeckt, dass dieses Verfahren nicht nur bei der seelischen Verarbeitung von erlittenen Katastrophen hilft. In variierter Form und in Kombination mit anderen bewährten Methoden wird EMDR heute beispielsweise auch zur Behandlung von Schmerzzuständen oder Phobien wie beispielsweise Höhenangst erfolgreich eingesetzt.

Wir selbst haben den Ansatz in die Thematik »Leistungsstress« mit einbezogen. Denn wenn das Vorgehen schon bei der Verarbeitung von traumatischen Erinnerungen hilft, kann man sich sehr gut die allgemeine Nützlichkeit für Stressthemen aus allen möglichen Lebensbereichen vorstellen. Bei Alltagsthemen eignet sich das Verfahren in abgewandelter Form auch als Selbstmanagement-Methode. Wir selbst haben aus dieser Erkenntis heraus ein eigenes Verfahren entwickelt: »wingwave-Coaching« nennt sich dieses Konzept, das Sie weiter unten genauer kennen lernen werden.

Inzwischen wird immer häufiger angenommen, dass EMDR und verwandte effektive Methoden wie unsere »wingwave-Methode« eine optimale Zusammenarbeit der beiden Gehirnhälften ermöglichen. Aus diesen Überlegungen heraus kann man einen nützlichen Selbsthilfeansatz entwickeln.

Bilaterale Hemisphärenstimulation

Harmonisieren Sie Ihre beiden Gehirnhälften

Mit diesem beeindruckenden Begriff werden alle Interventionen bezeichnet, die eine effektive Zusammenarbeit der beiden Gehirnhälften harmonisieren und gleichzeitig intensivieren. Sie haben bereits in der Einführung über die große Bedeutung einer guten Koordinationsarbeit der beiden Gehirnhälften gelesen. Natürlich kannte man diesbezüglich schon vor EMDR therapeutische Stimulationstechniken über Augenbewegungen – allerdings nicht so rasch wie beim EMDR durchgeführt. In der Kinesiologie beispielsweise – das ist eine Art Körpertherapie – lässt man die Augen den Bewegungen einer liegenden Acht folgen.

Bekannt ist ebenfalls das Bild der pendelnden Taschenuhr bei der klassischen Hypnose. Auch beim Yoga – einer der ältesten Körpertherapiemethoden der Welt – gibt es eine Reihe von Augenbewegungsübungen. Sogar in traditionellen asiatischen Tänzen sind sich rasch bewegende Augen ebenso wichtig und eingeübt wie Tanzschritte, was vielleicht neben der kulturellen auch eine gesundheitspflegende Bedeutung haben mag.

»Überkreuz«-Übungen steigern die Konzentrationsfähigkeit

Immer mehr Experten sind sich sicher, dass der positive Effekt dieser Stimulationstechniken durch die Bahnung einer optimalen Zusammenarbeit zwischen den beiden Gehirnhälften und somit aller Gehirnareale entsteht. Deswegen setzt man auch Töne, Berührungen und Bewegungsübungen mit Erfolg für die Überwindung von mentalen Blockaden ein. So können Kinder mit Lernproblemen ihre Konzentrationsfähigkeit steigern, wenn sie regelmäßig »Überkreuz«-Bewegungsübungen trainieren. Beispielsweise wird auf der Stelle marschiert, wobei es wichtig ist, dass mit dem linken Bein der rechte Arm hochgeht und umgekehrt. So wird über die Motorik eine gute Koordination der beiden Hirnhälften angeregt. Diese Übungen stammen aus der so genannten »Edukinästhetik«.

Diese verbreitete Erkenntnis stand Pate für das neu entwickelte Mentaltraining »wingwave-Coaching«. Hier sind alle bekannten Techniken zur bilateralen Hemisphärenstimulation integriert. Dadurch werden gezielt die entscheidenden »brainwaves« ausgelöst, welche den Klienten in den bestmöglichen Kontakt mit seinen mentalen Ressourcen bringen.

»Brainwave« heißt im Englischen »Geistesblitz« oder »tolle Idee«. Der Wortbestandteil »wing« deutet darauf hin, dass ein zielgerichteter und sicherer Flug erst dann gelingt, wenn die »wings« – also die Tragflächen oder Flügel – in optimaler Feinabstimmung zusammenarbeiten – genau wie die beiden Gehirnhälften es idealerweise tun sollten. Weiterhin möchten wir mit »wingwave« an den sanften Flügelschlag des Schmetterlings erinnern, der im Klima derartige Wellen zu erzeugen vermag, dass sich dadurch das ganze Wetter ändern kann.

Ein Schmetterling kann das ganze Klima ändern

Bevor Sie erfahren, mit welchen »wingwave«-Übungen Sie ein Heißhunger-Thema managen können, seien hier nochmals die wichtigsten Techniken bilateraler Hemisphärenstimulation genannt:

- Einige unserer Klienten kommen sehr gut damit zurecht, die Augenbewegungen selbst zu initiieren. Dabei sucht man sich jeweils rechts und links im jeweiligen Blickfeld optische Fixpunkte, wie etwa ein Fenster oder eine Vase, zwischen denen man dann den Blick wie einen Scheibenwischer hin- und herwandern lässt.
- Viele unserer Klienten bevorzugen beim »Selbstcoaching« den Einsatz einer speziell von uns entwickelten Musik, die für den bilateralen Stimulationseffekt mit Kopfhörern gehört wird. Dabei wird ein musikalisches Thema mit wechselnden Grundtönen am linken und rechten Ohr untermalt. Während des Hörens durchläuft man dann seine Selbstmanagement-Themen. Adressen zum Bezug der entsprechenden CDs finden Sie im Anhang. Sie eignet sich auch sehr gut, um zu seiner inneren Ruhe zurückzufinden. Weiterhin kann man die Musik auch bei einer körperlichen Aktivität, wie beispielsweise beim Spazierengehen hören.
- Als dritte Methode empfehlen wir die »Butterfly-Technik«, welche Sie sehr gut im Liegen oder bequemen Sitzen anwenden können. Hierbei kreuzen Sie die Unterarme über dem Brustkorb, so dass Ihre Hände die beiden Schultern berühren können. Nun können Sie mit den beiden Handflächen die Schultern durch leichtes abwechselndes Klopfen – zwei Klopfer pro Sekunde – berühren und so den gewünschten neuronalen Stimulationseffekt erzielen. Übrigens wenden besonders Kinder diese Methode gern an. Die Butterfly-Technik ist – nebenbei erwähnt – auch ein hervorragendes Beruhigungsmittel kurz vor einer Zahnarztbehandlung. Sie

kann wunderbar auf dem Behandlungstuhl beim Warten auf das kommende Geschehen eingesetzt werden. Nehmen Sie Ihre Körperreaktionen beim Gedanken an die Behandlung wahr, klopfen Sie dabei und registrieren Sie die angenehme Beruhigung Ihrer Gefühle.

Für die folgenden Übungen zur »Abkühlung« Ihrer Heißhungerattacken empfiehlt es sich, die zuletzt genannte »Butterfly-Technik« einzusetzen. Denn diese Körperstimulation funktioniert für den Einstieg in dieses Verfahren am effektivsten, da man hier nicht üben muss, sondern einfach beginnen kann. An die sehr effektiven schnellen Augenbewegungen müssen viele Menschen sich erst gewöhnen, und einen Walkman mit Kopfhörern hat man nicht immer dabei. Außerdem erinnert schon der Name der Butterfly-Technik an das übergreifende Ziel: »die Entdeckung der Leichtigkeit«.

Die »Butterfly-Technik« muss man nicht üben

Die Body-Scan-Methode

Sicher kennen auch Sie eine Reihe von Redewendungen zum Thema »Körpersprache«. Beispielsweise spricht man vom »Schreck, der einem in die Knochen fährt«, oder von der »Angst, die einem im Nacken sitzt«. Natürlich ist dabei im Nacken kein sitzendes Wesen zu sehen, aber man kann sich bei diesem Bild sofort einen Menschen mit hochgezogenen Schulter und geducktem Kopf vorstellen.

Wie in der Psychotherapie belässt man es nicht dabei, dass der Klient sagt »Ich habe Angst«, sondern wir fragen ganz konkret: »Denken Sie ganz bewusst an Ihre Angst. Wo im Körper spüren Sie jetzt genau Ihre Angst? Forschen Sie bitte Körperzelle für Körperzelle nach Ihrem Angstgefühl durch und benennen Sie dann ganz genau Ihr ›Körperecho‹ auf das Angstgefühl.« Eine mögliche Antwort könnte nun tatsächlich sein: »Ich fühle, wie sich meine Nackenmuskulatur anspannt.«

Wo genau sitzt Ihr Angstgefühl?

Jeder Mensch kann mit nur etwas Aufmerksamkeitstraining lernen, seine Gesamtbefindlichkeit als »Körperecho« zu beschreiben. Allein diese Übung ist für jene Menschen sehr wichtig, die verlernt haben, auf die Signale ihres Körpers zu lauschen und sie ernst zu nehmen.

Finden Sie Ihr Körperecho

Wenn man sich Heißhungerattacken als eine laute Revolution des Esszentrums vorstellt, kann man sich dazu denken, dass es zuvor schon viele kleine leise Proteste gab. Doch da diese höflichen Beschwerden geflissentlich überhört wurden, entwickelten sie sich im Laufe der Zeit zu Krawallen. Die »Body-Scan-Methode« verhilft dazu, dass man sich mit dem Körper wieder in normaler Tonlage verständigen kann. Denn hat er das Gefühl, dass er wieder gehört wird, kann er auch mit dem Schreien aufhören.

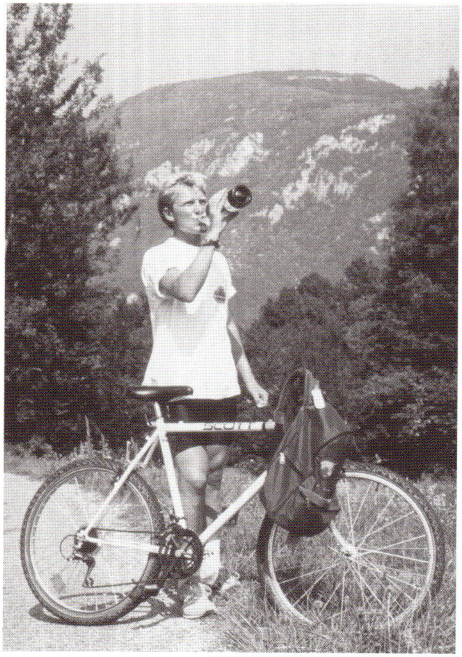

Eine gute psychophysiologische Gesamtbefindlichkeit macht sich auf vielen Ebenen bemerkbar

Psycho-physiologische Gesamtbefindlichkeiten können sich auf der Körperebene sehr vielfältig abbilden, wie die folgenden Beispiele zeigen. Alle beschriebenen Empfindungen können an verschiedenen Stellen im Körper identifiziert werden. Wichtig ist es, den Fokus oder die Quelle des unangenehmen Erlebens zu benennen. Fühlen Sie beispielsweise eine Enge im Brustkorb und gleichzeitig eine Spannung in der Stirnpartie, fragen Sie sich »Welche dieser Empfindungen ist stärker, störender?« oder auch »Welche dieser Empfindungen ist zuerst da?«

Folgende Körperbereiche werden in der Body-Scan-Methode oft benannt:

- Stirn, Nacken, Kiefermuskulatur, Halspartie, Schulter, Brustkorb, Magenregion, Unterbauch, unterer Rückenbereich, Arme und Beine, Hände und Füße, Gefühle »innen drin« und »auf der Haut«.
- Folgende Empfindungen werden angegeben:
- ein Druck- oder Engegefühl,
- eine Muskelanspannung,
- ein Schwächegefühl oder gar ein Gefühl von Gelähmtsein, also das unangenehme Gegenteil einer Anspannung,
- eine kribbelnde Unruhe,
- ein unangenehmes Leeregefühl,

- sich bewegende Gefühle: kreisend, auf- und absteigend, strahlend, wie Wellen, kribbelnd usw.,
- unangenehme Kälte- und Wärmeempfindungen oder auch ein brennendes Gefühl,
- ein anderes Unwohlsein wie Schwindel oder gar Übelkeit, vielleicht sogar ein Schmerzgefühl.

Hat man sowohl den Körperfokus als auch die Gefühlsqualität mit Worten benannt, gilt es, dieses Erleben auf einer Skala der subjektiven Befindlichkeit einzuordnen. Wir benutzen hier eine Skala mit zwei Bereichen: Unbehagen und Wohlbehagen.

Skala des subjektiven Unbehagens

Unbehagen		Wellness
–10	0	+10
stärkstes vorstellbares Unbehagen	neutral	größtes vorstellbares Wohlbehagen

Sowohl die Wahrnehmungs-Fokussierung als auch die Einschätzung auf der Skala des subjektiven Erlebens sind wichtig, um Erfolge auf dem Weg zum Wohlbehagen deutlich spüren und benennen zu können. Denn nach dieser Bestimmung des Ist-Zustandes setzt nun die bilaterale Hemispärenstimulation ein, wie es im vorigen Kapitel geschildert wurde. Wie gesagt ist hier die »Butterfly«-Methode zu empfehlen.

Übrigens sprechen wir bei der Durchführung jeder Links-/Rechts-Stimulation vom »Processing«. Mit diesem Wort ist gemeint, dass die »festhängenden« unangenehmen Gefühle wieder in Fluss, also in einen Prozess gebracht werden. Durch dieses Bewegtwerden können sie dann »wegfließen« und ein angenehmes Wohlbehagen stellt sich wieder ein.

»Processing«: Bringen Sie Ihre Gefühle wieder in Fluss

Systematische Beruhigung von Heißhunger-Stressspuren

Bei dieser ersten »Butterfly-Übung« ist es – wie immer – wichtig, dass Sie ein paar Tage vorher schon das »Paradies-Training« machen. Ihr Esszentrum bzw. der »innere Vorfahr« sollte also zu diesem Zeitpunkt auf »friedliche und sichere« Zeiten eingestimmt sein. Machen Sie diese Übung nur, wenn Sie gerade eine kleine Mahlzeit eingenommen haben. Denn hiermit soll nicht der gesunde Hunger, sondern das überreizte Hungergedächtnis normalisiert werden.

- Setzen oder legen Sie sich bequem hin. Nehmen Sie sich mindestens eine Viertelstunde Zeit. Nun aktivieren Sie Ihr Gedächtnis für die Vorstellung eines intensiven Hungergefühls.
- Denken Sie möglichst lebhaft an eine radikale Diät oder gar Fastenkur, die Sie einmal gemacht haben. Oder erinnern Sie sich an einen anderen Moment in Ihrem Leben, als Sie großen Hunger hatten.
- Denken Sie das Wort »Hunger« öfter vor dem geistigen Ohr.
- Nun führen Sie den Body-Scan durch: Wo im Körper erinnern Ihre Körperzellen das Hungererleben am spürbarsten?
- Was ist Hunger überhaupt für ein Gefühl: eine Leere, ein Brennen oder Kribbeln, ein Schwächegefühl – oder etwas anderes? Finden Sie Worte für dieses Körperecho.
- Wie stark wird Ihr Körpererleben jetzt im Moment durch die Hungererinnerung bewegt? Schätzen Sie ihre jetzige subjektive Berührtheit durch das Denken an Hunger auf der Skala zwischen 0 und –10 ein.
- Nun fokussieren Sie dieses Körpergefühl, denken weiter das Wort »Hunger« und bereiten Sie sich auf die »Butterfly-Intervention« vor. Dazu kreuzen Sie die Arme vor dem Brustkorb, so dass die Fingerspitzen die Schultern berühren können.
- Jetzt klopfen Sie relativ schnell (zwei sanfte Klopfer pro Sekunde) abwechselnd die rechte und die linke Schulter, während Sie die ganze Zeit die Hungererinnerung im Körpererleben spüren.
- Bei jedem Menschen verändert sich das Gefühl anders: Es wechselt die Intensität, die Qualität oder auch den Körperbereich. Fühlen Sie die allmähliche Veränderung.

Machen Sie eine kurze Pause, atmen Sie tief durch und setzen Sie zum zweiten »Set« an.

Machen Sie die Übung mindestens so lange, bis sich die Intensität um zwei Punkte auf der Skala vermindert hat.

Wenn Sie diese Übung zwei- bis dreimal die Woche durchführen, können Sie dadurch schon innerhalb von vierzehn Tage Ihr allgemeines Hungergedächtnis stabil besänftigen und Ihre Gelassenheit gegenüber Essensreizen spürbar steigern. Nach vierzehn Tagen können Sie dann das Training in die »Live-Situation« umsetzen: Wenn Sie jetzt ein Hungergefühl spüren, das Sie für überflüssig halten – da sie schon genug gegessen haben – konzentrieren Sie sich darauf und führen Sie die Butterfly-Stimulation durch. Sind Sie nicht allein, können sie auch die schnellen Augenbewegungen einsetzen. Zum Schluss kommt dann noch das »Härte-Training«: Sie schauen in den gefüllten Kühlschrank oder betrachten sonstige »Verführer«, spüren Ihre Hungerreaktion und führen die »Butterfly-Besänftigung« oder eine andere bilaterale Stimulation aus dem wingwave-Verfahren durch.

Zwei- bis dreimal die Woche üben steigert Ihre Gesundheit

Systematische Beruhigung von »Emotionsfallen«

Dieses Besänftigungstraining können Sie natürlich in anderen Situationen einsetzen, in denen Sie sich von Heißhungerattacken gefährdet fühlen. Die meisten Heißhunger-Geplagten wissen beispielsweise sehr genau, dass sie mit übermäßigem Essen oft unangenehme Gefühle übertönen möchten: Stress, Langeweile, Einsamkeit usw. Diese unangenehmen Befindlichkeiten begleiten den Tag oder Abend oft wie ein »emotionaler Tinnitus«. Sie sind genauso stetig quälend wie ein drückender Schuh, ewiger Fluglärm oder eine graue Betonwand. Hat die Stimmung einen unangenehmen »Grundton«, so bemüht man ein eigentlich bewährtes Prinzip: Man versucht einen noch lauteren Ton einzuschalten, der den Unterton vorübergehend unhörbar macht.

Oft übertönt man unangenehme Gefühle mit Essen

Dieses laute Übertönen könnte bestehen in einem Arbeitsanfall, übermäßigem Trinken oder eben durch geschmackliche Sensationen, die von der Missstimmung ablenken. Doch es gibt eine noch bessere Lösung: Sie drehen den Ton, der die Missstimmung macht, systematisch aus.

Hierbei kommt Ihnen wieder das Training der Body-Scan-Methode zugute. Bei der Besänftigung von Emotionsfallen gilt allerdings wieder die gleiche Voraussetzung wie zuvor: Die Intervention macht wieder nur Sinn, wenn Sie bereits tagsüber im Sinne des »Paradies-Trainings« für ausreichend Frieden im Essenszentrum gesorgt haben. Wenn Sie dann trotz eines vernünftigen Essverhaltens immer noch unangemessen appetitanfällig sind, durchlaufen Sie folgende Übung:

- Setzen oder legen Sie sich bequem hin, nehmen Sie sich insgesamt eine Viertelstunde Zeit.
- Anstatt gegen die unangenehme Missstimmung anzugehen und vor ihr zu flüchten, nehmen Sie ganz gezielt wahr, durch welches Empfinden Sie genervt sind.
- Das könnte sein: ein Gestresstsein, Langeweile, Deprimiertsein. Nehmen Sie Kontakt zur Missstimmung auf und geben Sie diesem Gefühl einen entsprechenden Namen.
- Nun nehmen Sie wieder das Körperecho auf Ihr unangenehmes subjektives Missgefühl hin wahr, wie Sie es zuvor schon trainiert haben, und bestimmen Sie eine Bewertung auf der Skala des subjektiven Unbehagens.
- Führen Sie einige Sets »Butterfly« oder ein anderes wingwave-Processing durch und spüren Sie, wie die Missstimmung sich allmählich auflöst. Verfahren Sie so lange, bis sich die unangenehme Stimmung mindestens um zwei Punkte besänftigt hat.

Aktive Veränderungen sind unerlässlich

Zum Schluss kommt der wichtigste Teil der Übung: Überlegen Sie sich, wie Sie mit anderen Methoden als mit übermäßigem Essen diese negative emotionale Befindlichkeit beruhigen können. Ablenkung, Betäuben und Missachten sind nämlich grundsätzlich keine Erfolg versprechenden Strategien zur Überwindung von inneren Spannungen und Problemen. Anstatt innerlich vor diesen Signalen zu flüchten, nehmen Sie diese lieber ernst und überlegen Sie, mit welchen neuen und anderen Wegen Sie ein zufriedeneres, spannenderes oder erholsames Leben führen könnten. Dazu müssen Sie sicherlich aktiv Veränderungen bewirken, Entscheidungen treffen oder sich gar Träume erfüllen – die »Butterfly-Übung« reicht dann nicht mehr aus.

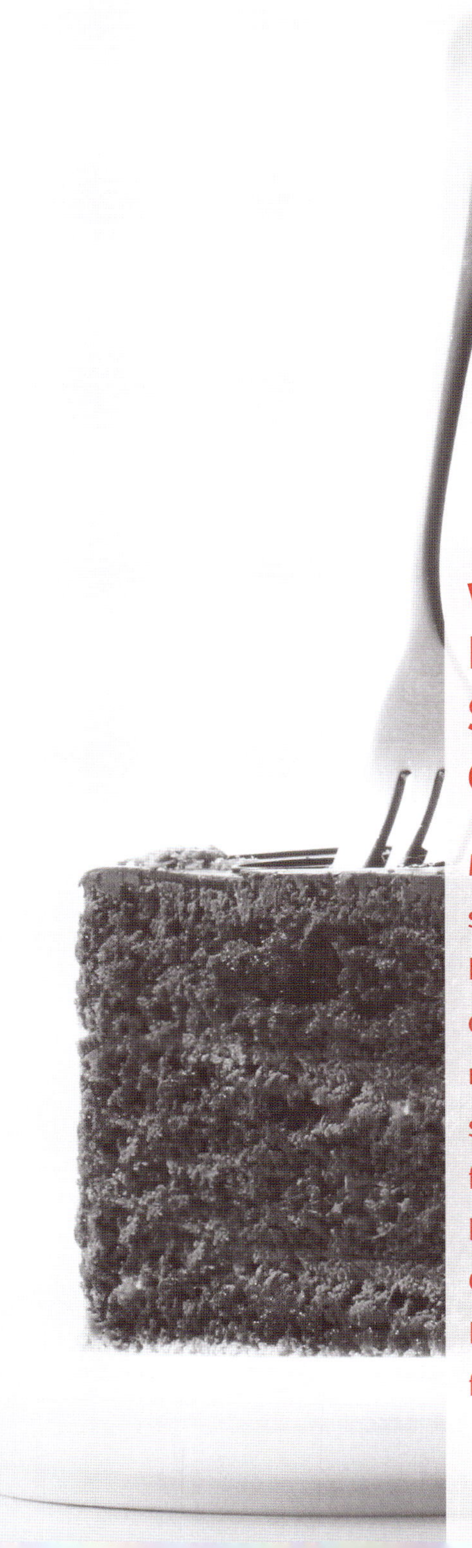

wingwave: die Entzauberung von Schokolade, Chips & Co.

Menschen leben nicht allein von Essen und Trinken. Und auch wenn sie Kleidung besitzen und es ausreichend warm ist, reicht das noch nicht aus, um gern auf der Welt zu sein. Es gibt da eine Reihe von Gefühlsqualitäten, die kann man nicht kaufen, backen oder sich anziehen. Gemeint sind Gefühle wie Spaß, Liebe, Geborgenheit, Selbstwertgefühl, Freiheit und Zufriedenheit.

Emotionshunger trotz Wohlstand

Diese Werte kann man nicht haben wie ein Auto, ein Haus oder eine Schrankwand, man kann sie nur leben und erleben. Die Sehnsucht nach diesen Gefühlen scheint den Menschen angeboren zu sein. Doch obwohl wir in einer Wohlstandsgesellschaft leben, fällt es den meisten Menschen immer schwerer, genug von den Emotionen zu erleben, die der Seele so wichtig sind. So fühlen sich viele trotz Wohlstands bedürftig. Dieses Bedürfnis heißt Emotionshunger.

Mit dieser Art Hunger kann man sehr gut Geschäfte machen. Natürlich beschäftigt sich die Werbung besonders intensiv mit einer entsprechend ausgerichteten Verkaufskunst. Eine Tütensuppe symbolisiert Geborgenheit, ein Auto verkörpert Erotik und Freiheit, mit Kaffee zieht man gutaussehende Männer an, und Eis macht Spaß. Viele Verbraucher merken gar nicht, dass sie sich gar nicht nach den angepriesenen Produkten, sondern vielmehr nach den Emotionen sehnen, welche diese angeblich transportieren.

Beim Thema Essen und Trinken wirkt dieses Versprechen besonders fatal: Hier wird suggeriert, dass man Geborgenheit, Lebensfreude, Anerkennung, Liebe und Erotik sogar essen und trinken kann. Man kann sie sich »einverleiben« und muss diese Lebensqualitäten nicht mehr aktiv leben und erleben.

Sinnloser Schlankheitswahn

Apropos »einverleiben«: Auch der Schlankheitswahn kommt auf diese Weise zustande. Auch hier wird unterstellt, dass der Besitz eines schlanken Körpers alle Probleme im Leben automatisch regelt: Das macht beliebt, attraktiv, beschwingt und erfolgreich. Kaum hat man eine bestimmte Kilozahl auf der Waage oder einen gewissen Leibesumfang erobert, wird man ein ganzes Leben lang glücklich sein.

Dazu lässt sich nur sagen, dass diese Suggestion kaum hält, was sie verspricht. In meiner zwanzigjährigen Erfahrung hatte ich oft genug Klienten, die schlank waren – und anstatt über ein permanentes Glücklichsein zu berichten, erzählten diese schlanken Klienten ganz ähnliche Sorgen wie übergewichtige Menschen: Ängstlichkeit, Trennungen, Stress, Geldsorgen, fehlende Geborgenheit und Anerkennung im Leben.

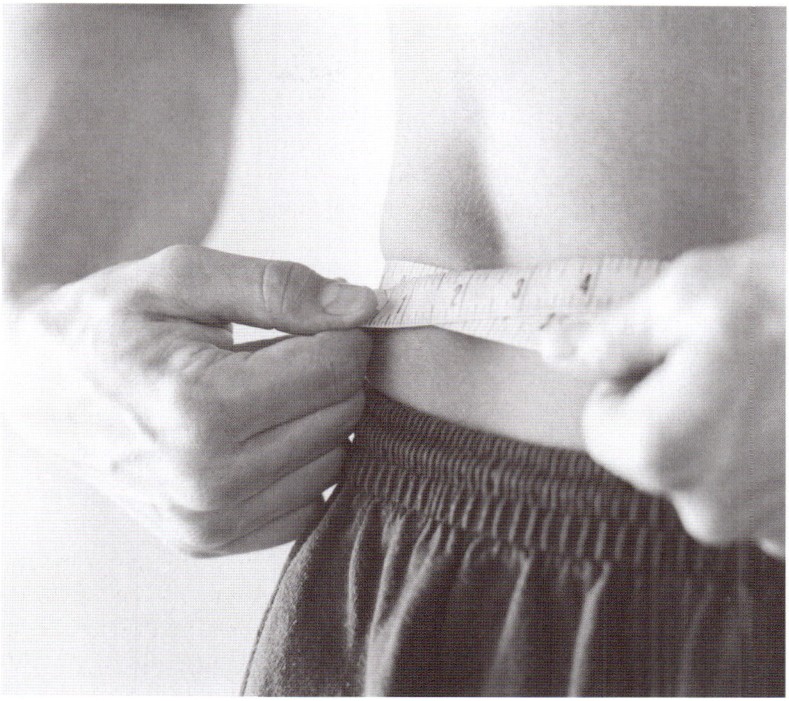

Mit dem Besitz eines sportlichen schlanken Körpers sind nicht alle Probleme im Leben gelöst

Anstatt sich jahrein, jahraus mit Diäten zu beschäftigen, gäbe es ganz andere Wege zum Glück. Charme, Herzenswärme, eine gute Beziehungsfähigkeit, Leistungsvermögen, Selbstbewusstsein und Kreativität sind lebendige Lebens- und Verhaltensmuster. Sie haben mit einer bestimmten Pfundeanzahl des Körpers nur wenig zu tun.

Es lohnt sich, wertvolle Lebenszeit in die Entwicklung dieser Qualitäten zu stecken. Das macht ganz besonders schlank, da zufriedene Menschen es nicht nötig haben, mit zu viel Essen ihre Frustrationen zu betäuben. Natürlich kann und soll man jederzeit gesund essen. Aber eine bestimmte Pfundezahl mit Glück oder Selbstwert zu verknüpfen, kann der Persönlichkeitsentfaltung zu viel Zeit stehlen. Schließlich sind Sie keine Zuchtpute, die nur nach der Fleischbeschaffenheit bewertet wird. Und nebenbei gesagt: Sogar Zuchttiere haben eine Seele.

Die Geschichte vom Hahnkrähen und der Sonne

»Auf dem Hühnerhof erkrankte der Hahn so schwer, dass man nicht damit rechnen konnte, dass er am nächsten Morgen krähen werde. Die Hennen machten sich daraufhin große Sorgen und fürchteten, die Sonne werde an diesem Morgen nicht aufgehen, wenn das Krähen ihres Herrn und Meisters sie nicht rufe. Die Hennen meinten nämlich, dass die Sonne nur aufgehe, weil der Hahn kräht. Der nächste Morgen heilte sie von ihrem Aberglauben. Zwar blieb der Hahn krank, zu heiser, um krähen zu können, doch die Sonne schien; nichts hatte ihren Gang beeinflusst.«

(Persische Geschichte aus: »Der Kaufmann und der Papagei« von Nossrat Peseschkian, Fischer TB Verlag)

Geschichten dieser Art können deutlicher sprechen als alle theoretischen Konzepte. Was hat das Hahnenkrähen mit dem Aufgehen der Sonne zu tun? Natürlich gar nichts. Was hat das komplette Aufessen von vollen Tellern mit gutem Wetter zu tun? Ebenfalls nichts. Was hat eine Zigarette mit Freiheit zu tun? Gar nichts, denn Zigaretten machen abhängig und sind dadurch das Gegenteil von Freiheit. Bekommt frau einen Mann, wenn sie Kaffee mit dem »Verwöhn-Aroma« kocht? Da kann sie lange kochen, denn diese Tätigkeit macht frau eben nicht automatisch erotisch anziehend.

Falsche Verknüpfungen durch Werbung

Aber genau diese Verknüpfungen werden von der Werbung gezielt hergestellt. In der Psychologie spricht man hier von assoziativen Netzwerken. Diese können sinnvolle Zusammenhänge repräsentieren, es kann aber auch vorkommen, dass hier ebenfalls viel Gekrähe mit dem Aufgang der Sonne verknüpft wird. Auf diese Weise entstehen dann emotionale Mogelpackungen. Man verbindet allzu gute oder gar euphorische Gefühle mit Dingen, welche diesen Gefühlsfeuerwerken gar nicht gerecht werden können: geschnittene, fettige Kartoffelstücke (Pommes frites), braune, schmierige und süße Klebmasse (Schokolade) lassen die Sonne im Herzen ebenso wenig aufgehen wie das Krähen eines Hahnes. Eher wirken sie wie eine Wunderkerze, die nach 20 Sekunden abgebrannt ist – und dann ist es wieder dunkel.

Positive emotionale Verknüpfungen kann man durch Vernunft nicht auflösen, denn das gute Gefühl ist den Ausführungen des Verstandes gegenüber immer überlegen. Ein anstrengendes Gegen-sich-Ankämpfen ist die Folge. Es ist wesentlich sinnvoller, die Emotionen und damit auch den Heißhunger abzukühlen.

Emotionale Verknüpfungen kann man durch Vernunft nicht lösen

Teilweise gelingt dies schon mit entsprechenden Übungen wie dem Büfett-Training. Diese Effekte können mit den wingwave-Interventionen noch deutlich intensiviert werden. Denn interessanterweise kann man durch das Verfahren der bilateralen Hemisphärenstimulation nicht nur unangenehme Emotionen abbauen, sondern auch allzu euphorische Zustände angenehm ernüchtern. Das Verfahren scheint also jede Form von Überreizung des Nervensystems auszugleichen. Wir nennen diesen Vorgang »emotionale Entzauberung«.

»Your friends are here«: Machen Kartoffelchips wirklich beliebt?

Sicher kennen Sie den oben geschilderten Werbespot. Da bastelt jemand einsam an seinem Auto herum. Plötzlich ist die ganze Garage voll mit hüpfenden, sozial attraktiven, natürlich sehr guten Freunden. Anlässlich der kleinen Überraschungsparty werden dann ein paar Tüten Chips vertilgt, damit das Unterbewusstsein speichert, dass Chips essende Menschen beliebt sind.

Irgendwie hatte diese Verknüpfung auch bei unserem Klienten Peter ihre Wirkung nicht verfehlt. Er hatte das Problem, dass er beim Feierabend einfach nicht auf Kartoffelchips verzichten konnte. »Jedes Mal ärgere ich mich, wenn eine Tüte leer ist, aber sie gehören für mich einfach zum Feierabend dazu«, klagte er.

Wir baten ihn: »Lassen Sie bitte jetzt die ganze Vernunft beiseite und beschreiben Sie nur, warum Sie die Kartoffelchips so gerne mögen.« »Sie schmecken eben gut«, war die erste Antwort. »Und welches Gefühl wird durch diesen guten Geschmack ausgelöst?« fragten wir weiter. Man bleibt beim Erforschen der emotionalen Verführung nicht beim Geschmack, sondern erfragt die genauen Emotionen, welche mit dem Geschmack verknüpft sind. Diese können sein: Freude, Zufriedenheit und Entspannung, Spaß, Euphorie, Frei-

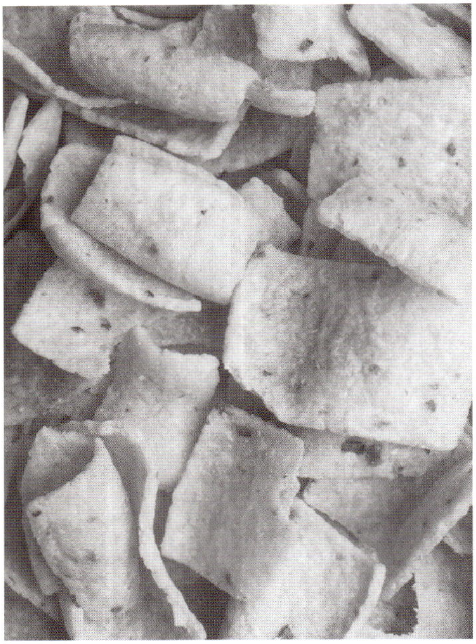

Mit Geschmack sind immer Emotionen verknüpft

heitsrausch in Sinne von »born to be wild« oder auch das Gefühl, wichtig und wertvoll – also stolz auf sich – zu sein. Dabei lässt man jeden genannten emotionalen Zustand als Wort auf sich wirken und überprüft, welche Benennung am besten das »Geschmacksecho« auf Körper und Seele beschreibt.

Peter kam auf diese Weise sehr schnell auf das Wort Spaß. »Es ist so, als wenn ich innerlich zu hüpfen anfange, wenn ich die Tüte öffne. Es ist ein lebendiges Gefühl vor allem im Brustkorb. Und wenn ich an dieses beschwingte, hüpfende Gefühl denke, höre ich tatsächlich fröhliches Lachen vor dem geistigen Ohr.«

Nun baten wir ihn, intensiv an eine geöffnete Tüte Chips zu denken und gleichzeitig sich auf das freudige »Hüpfgefühl« im Brustkorb zu konzentrieren. Dann fing Peter mit dem »Butterfly-Klopfen« an, wobei er vor allem das Fröhlichkeitsgefühl beobachten sollte. Schon nach kurzer Zeit sagte er: »Die Tüte rückt jetzt weiter weg und fängt an, uninteressant zu werden.« Daraufhin machten wir den »Härtetest« und konfrontierten ihn mit einer echten Chipstüte. »Ich kann's gar nicht glauben«, sagte Peter kopfschüttelnd. »Ich fühle mich wie ernüchtert, als wenn ich irgendwie gefühlsmäßig gelandet bin. Die Tüte löst bei mir gar keine Gier mehr aus.«

Frei von der Chips-Abhängigkeit

In den nächsten Woche wiederholte er diese Übung und fühlt sich jetzt schon seit Monaten von der Chips-Abhängigkeit befreit. »Das Einzige, was ich jetzt mache, ist Folgendes: Ich sehe mir zum Feierabend ab und zu ein paar »Mr.-Bean-Sketche« an. Die sind sogar noch lustiger als Chips und machen mindestens genauso fröhlich. Zumindest ist das eine gute Möglichkeit, den Bürostress hinter sich zu lassen und gleichzeitig schlank zu bleiben.«

Hier nochmals die wichtigsten Schritte der »emotionalen Entzauberung«:

- Stellen Sie sicher, dass Sie zur Zeit gut im »Paradies-Training« sind, denn die Entzauberung ist kein Mittel gegen gesunden Hunger, sondern hilft nur gegen unfreiwillige und daher ärgerliche und überflüssige Essensverführung.
- Denken Sie an so einen Geschmacksverführer: Lakritze, Schokolade, Pizza usw. Stellen Sie sich dieses Lebensmittel ganz lebhaft auf dem geistigen Bildschirm vor.
- Finden Sie heraus: Warum esse ich das so gern? Bleiben Sie nicht nur beim Geschmack, sondern erforschen Sie, welche Emotion der Geschmack auslöst: Geborgenheit und Wärme, Spaß, Lust, Selbstwertgefühl im Sinne von Stolz, Euphorie, »born to be wild« usw.
- Wenn Sie für sich einen Begriff definiert haben, spüren Sie nach, wie der ganze Körper auf diese Emotion reagiert. Machen Sie wieder den Body-Scan: Wo fühlt sich die Emotion am besten an?
- Nun führen Sie Ihr wingwave-Processing durch: entweder schnelle Augenbewegungen oder die »Butterfly-Technik«. Denken Sie an das Lebensmittel und spüren Sie gleichzeitig die angenehme Körperreaktion auf diesen Verführer.

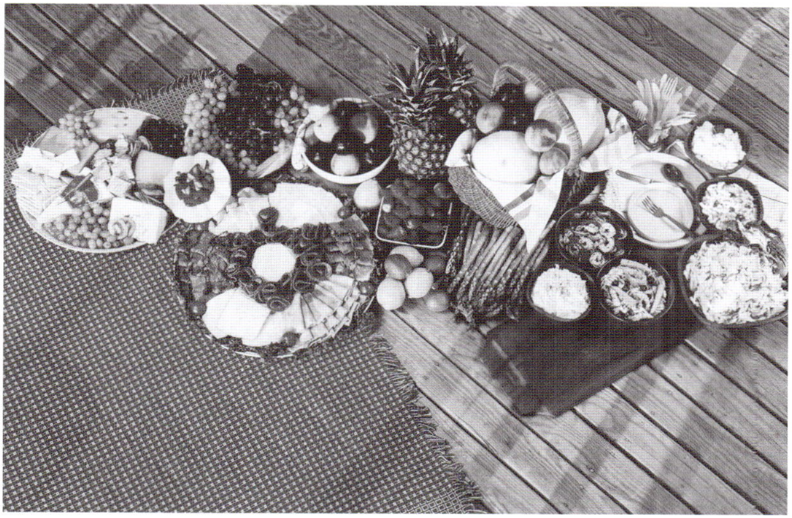

Nach der emotionalen Entzauberung kann Ihnen auch das verführerischste Gericht nichts mehr anhaben

- Fühlen Sie nun, wie sich der emotionale Aufruhr während des Processings ganz allmählich verflacht, bis Sie sich angenehm ernüchtert beim Gedanken an das Essen fühlen.
- Wiederholen Sie diese Übung ein paarmal in der Vorstellung.
- Zum Schluss legen oder stellen Sie die ganz »gefährlichen« Sachen richtig vor sich hin. Lassen Sie sich gezielt emotional provozieren und führen Sie dann Ihr Processing durch.
- Wenn nach ein paar Tagen die »abkühlende« Wirkung eingetreten ist, suchen Sie nach neuen Wegen, um die angenehme Emotion durch alternative Sinneserlebnisse zu erleben.

Sich nicht mehr »abspeisen« lassen

Die Herkunft des Begriffs »abspeisen«

Einerseits spricht man beim Oblatenverteilen im Gottesdienst von der »Abspeisung«. Andererseits macht dieses Wort aber schon seit Jahrhunderten auch in einem anderen Kontext die Runde. Wollen Menschen sich über irgendetwas beschweren, sich etwas wünschen oder gar ihre Rechte einfordern, können sie recht unangenehme Gesprächspartner sein. Schon lange war hier die beste Taktik zur Besänftigung der Ansprüche nicht etwa eine Diskussion oder gar ein Kampf, sondern eine Einladung. Man gibt einem fordernden Menschen reichlich gutes Essen und Trinken, dann wird er träge und zufrieden und vergisst, was er eigentlich vorher so dringend wollte. Derartig »abgespeist« hat man nun einen anspruchslosen Verhandlungspartner vor sich, der sich nur noch vage an seine persönlichen Ziele erinnern kann.

Das Wort »abspeisen« benutzt man auch in Situationen, die nichts mit Essen zu tun haben. Grundsätzlich meint man damit, dass Menschen durch wertlose Kleinigkeiten besänftigt und dadurch von ihren wirklich wichtigen Wünschen abgelenkt werden. Das Mittel ist immer ein betörender momentaner Sinneszauber, von dem die Person langfristig nicht profitiert.

So wurden beispielsweise zu Zeiten der Kolonialisation viele Völker in der dritten Welt mit glitzernden Glasperlen für wertvolles Land bezahlt. Oder es wurde schon viele Male versucht, unangenehm unbestechliche Politiker oder andere Personen

> von öffentlicher Wichtigkeit durch erotische Damen oder auch Herren vom rechten Kurs abzubringen. Apropos Kurs: Denken Sie in diesem Zusammenhang an die verlockenden Gesänge der Loreley oder der Sirenen, welche Schiffer und Seeleute vom Kurs abbringen sollten.

Was hat diese Form des »Abspeisens« nun mit Ihrem Heißhungerproblem zu tun? Die Antwort liegt auf der Hand. Wenn Sie für sich herausgefunden haben, durch welchen Emotionszauber Sie von irgendeinem hochkalorigen ungesunden Essensprodukt abhängig waren, nehmen Sie diese Erkenntnis ernst. War es Freude, suchen Sie gezielt nach Freudesquellen in Ihrem Leben. War es Geborgenheit, sorgen Sie für ein schönes »Nest« und investieren Sie Ihre Energien nicht in Diäten, sondern in den Aufbau von befriedigenden Kontakten mit anderen Menschen.

Investieren Sie Ihre Energie nicht in Diäten

Lassen Sie es nicht mehr zu, dass Ihr ursprüngliches Bedürfnis nach schönen Emotionen »abgespeist« wird. Wenn Sie dies nicht mehr zulassen, stellen Sie sehr schnell fest, dass lebenswerte Gefühle auch ohne das »Kikeriki« betörender Geschmackserlebnisse lebbar sind – ebenso wie die ewige Sonne auch ohne Hahn auskommt. Denn diese positiven Emotionen befinden sich eigentlich in Ihnen selbst und nicht in einer knisternden Plastiktüte aus dem Supermarkt. Daher können Sie diese auch jederzeit anders in sich selbst wecken.

Nie mehr Schokolade?

Natürlich sollen Sie trotz emotionaler Entzauberung weiterhin ihre Schokolade, Pizza und Chips essen. Fassen Sie das nicht als einen Widerspruch auf. Wann immer Sie als freier und nicht als abhängiger Mensch »unvernünftige« Speisen essen, sind Sie vor einer Heißhungerattacke geschützt. Wenn Ihre Gefühle auch durch andere »erfüllende« Erlebnisse in Ihrem Leben satt sind, werden die Naschereien wieder zu dem, was sie auch sein sollten: ein kleines bisschen Luxus, den man keinesfalls zum Überleben braucht, da man sich seelisch schon satt genug fühlt.

Naschereien als Luxus

Arbeiten Sie hingegen weiter mit rigorosen Verboten gegen sich selbst, nehmen Sie die Verführer einfach allzu wichtig. Und schlimmer noch: Sie schweben in Gefahr, bei sich selbst wieder den Krokodileffekt auslösen. Je nachdrücklicher Sie sich Schokolade verbieten, desto mehr beschäftigt sich das Unbewusste mit dieser braunen Klebmasse. Wird die Schokolade emotional jedoch zur Nebensache, muss man sich noch nicht einmal mehr mit anstrengenden Verboten beschäftigen.

Immun gegen Sinneszauber

Übrigens hat man auch herausgefunden, dass von den Menschen, die erfolgreich abgenommen haben, diejenigen den Erfolg am längsten halten, welche sich eben nicht mit Verbotslisten kasteien. Dadurch zeigen Sie, dass Sie innerlich tatsächlich von den Verführern losgelassen haben und gegen deren Sinneszauber immun geworden sind.

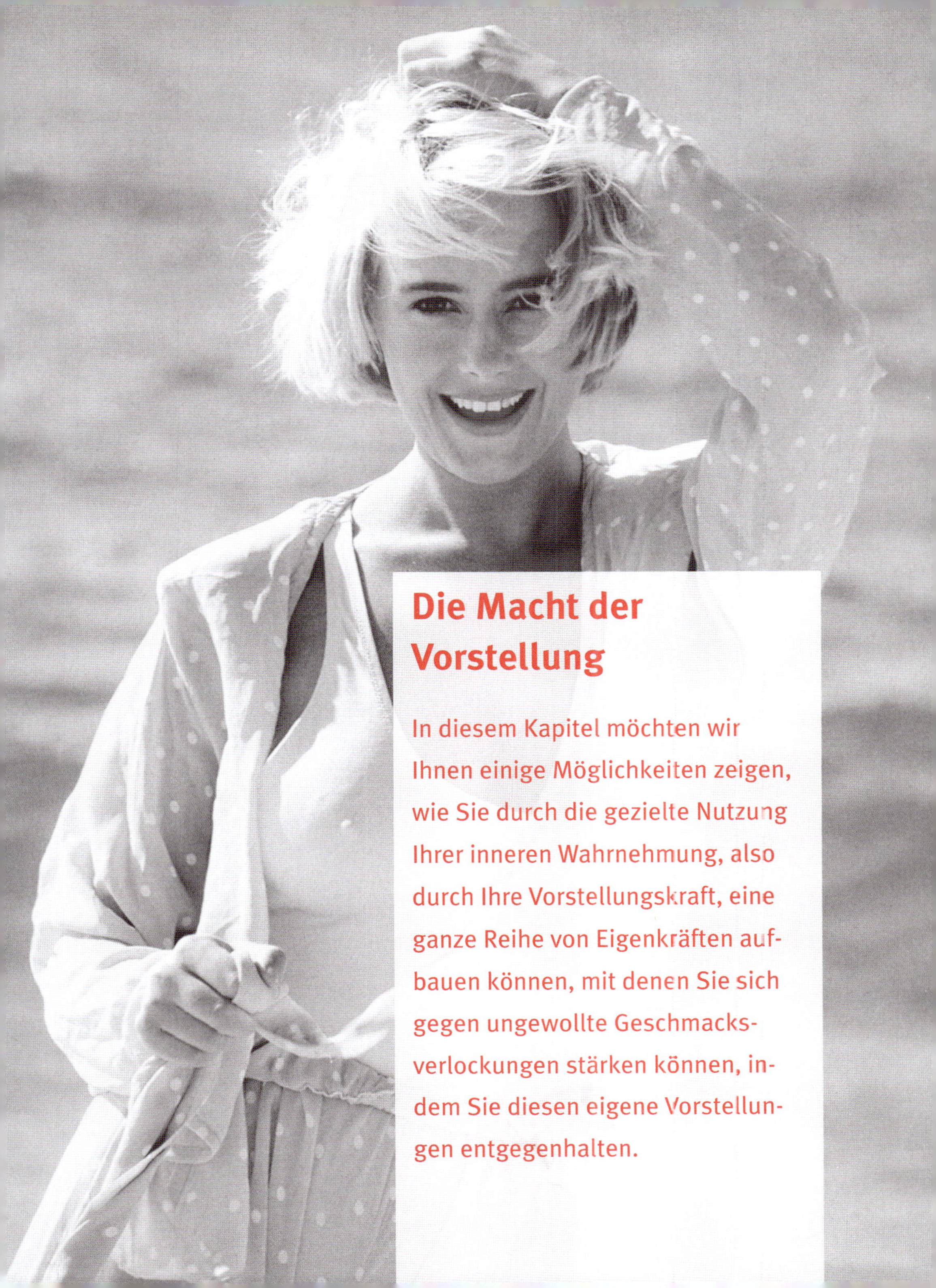

Die Macht der Vorstellung

In diesem Kapitel möchten wir Ihnen einige Möglichkeiten zeigen, wie Sie durch die gezielte Nutzung Ihrer inneren Wahrnehmung, also durch Ihre Vorstellungskraft, eine ganze Reihe von Eigenkräften aufbauen können, mit denen Sie sich gegen ungewollte Geschmacksverlockungen stärken können, indem Sie diesen eigene Vorstellungen entgegenhalten.

Wir verfügen über fünf Sinneskanäle

Dazu machen Sie sich bewusst, dass wir Menschen über fünf Sinneskanäle verfügen: Sehen, Hören, Fühlen, Riechen und Schmecken. Und über all diese »Kanäle« nehmen wir unsere Umwelt wahr. Zusätzlich können wir diese Kanäle aber auch in unserem inneren Erleben benutzen: Wir sehen Bilder vor dem geistigen Auge, hören Melodien vor dem geistigen Ohr, können uns Gefühle, Gerüche und Geschmäcker vorstellen.

Am Anfang des Buches haben Sie bereits das Vorstellungsexperiment mit der frisch aufgeschnittenen Zitronenscheibe und damit die rasche körperliche Wirkung von Vorstellungskraft erlebt. Und genau diese Kraft wird durch die Übungen in diesem Kapitel gezielt hinsichtlich des Themas »Schluss mit den Heißhungerattacken« angesprochen.

Der Kontakt zum Zukunfts-Ich

Außenreize contra persönliche Zukunftsziele

Wie gesagt: Wir Menschen sind Sinneswesen. Kommt uns also real etwas vor die Augen, die Nase, den Mund oder die Ohren, üben diese Dinge starke Außenreize aus. Da kann es schon einmal passieren, dass diese Sinneseindrücke vorübergehend stärker sind als die Gedanken an Ziele in der Zukunft. In diesem Kapitel lernen Sie eine einfache Übung, mit der Sie trotz einer Konfrontation mit realen Außenreizen jederzeit in Kontakt mit Ihren persönlichen Zukunftszielen bleiben können.

Das Vorgehen ist in mehrere Schritte aufgeteilt. Nehmen Sie sich für den ersten Übungsdurchgang eine halbe Stunde Zeit. Zum Training benötigen Sie danach täglich nur noch fünf Minuten. Konzentrieren Sie sich stets nur auf einen Geschmacksverführer, von dem Sie unabhängig werden möchten.

Schritt 1: Überlegen Sie einmal, warum Sie Ihre Heißhungerattacken eigentlich überwinden wollen. Verzichten Sie auf »Krokodil-Formulierungen« wie »damit ich nicht dick, krank oder hässlich usw. werde«. Denken Sie vielmehr daran, inwiefern Ihr »Zukunfts-Ich« von Ihrer Verhaltensänderung profitieren wird: Sie wollen »schön«, »gesund« und »selbstbewusst« bleiben oder auch werden. Machen Sie sich – inspiriert durch die Zielbeschreibung – eine lebensechte Vorstellung von Ihrem positivem Zukunfts-Ich.

Schritt 2: Sorgen Sie für anziehende Farben, gutes Licht, lassen Sie ihr Zukunfts-Ich im Kinoformat erstrahlen:

- Hören Sie mit dem geistigen Ohr auch Stimmen, Klänge und Geräusche, die zu dieser Vorstellung passen. Hören Sie Ihr eigenes Lachen.
- Spüren Sie ganz bewusst, welche guten Gefühle dieses Zukunfts-Ich in Ihnen auslöst.
- »Basteln« Sie immer weiter an diesem positiven Selbstbild.
- Arbeiten Sie vielleicht sogar mit Fotos oder Collagen, indem Sie Ihr Gesicht auf eine gute Figur in einer Zeitung montieren. Wichtiger als das Outfit ist dabei die persönliche Ausstrahlung Ihres Zukunft-Ichs.

Schritt 3: Denken Sie jetzt an ganz konkrete Essensverführer: die Pizza, die Tafel Schokolade, der Vanillepudding – was immer Sie schwach machen könnte. Stellen Sie sich diese Dinge lebhaft vor oder betrachten Sie diese sogar »live«. Spüren Sie ganz bewusst wieder die Anziehung von diesem Kalorienpaket, mit dem Sie gleich »abgespeist« und von Ihren Zukunftswünschen abgehalten werden sollen.

Schritt 4: Schließen Sie die Augen. Stellen Sie sich jetzt wieder Ihr anziehendes Zukunfts-Ich vor, wie Sie es zuvor trainiert haben: lebensecht und mit einer positiven Ausstrahlung. Nun stellen Sie sich gleichzeitig links davon – wie eine kleine Einblendung – Ihren Geschmacksverführer vor dem geistigen Auge hin.

Schritt 5: Zählen Sie bis drei und sagen Sie dann laut das Zauberwort »wusch«. Blitzschnell vergrößert sich das Zielbild Ihres Zukunft-Ichs in Bruchteilen von Sekunden und wächst über das Bild des Geschmacksverführers, welches mit einem kleinen »puff« verschwindet. Öffnen Sie schnell die Augen. Wiederholen Sie diesen »Wusch«-Zauber noch viermal, indem sich immer wieder Ihr Zukunfts-Ich strahlend vor den Pudding (oder was sonst auch immer) schiebt.

Wann immer Sie ab jetzt mit dem Verhaltensauslöser konfrontiert sind, sagen oder denken Sie das Zauberwort »wusch«, womit sich Ihr Zukunfts-Ich vor die Essensverführung stellt. So wird die positive Zukunft auch im Hier und Jetzt wesentlich anziehender und moti-

Bleiben Sie Ihrem Zukunfts-Ich treu

vierender wirken als der jeweilige Geschmacksverführer – und Sie lassen sich nicht mehr billig abspeisen, sondern bleiben Ihrem Zukunfts-Ich treu. Die Freude am positiven Zukunfts-Ich wird dann schnell viel intensiver werden als der falsche Zauber, welcher von den emotionalen Geschmacks-Mogelpackungen ausgeht.

Die Zeit zum Verbündeten machen

In der Übung zuvor haben Sie sich mit Ihrem Zukunfts-Ich verbündet. Gesundheitsziele liegen meistens etwas weiter vorn in der Zukunft. Die Folgen einer gesünderen Ernährung kann man beispielsweise erst ein paar Wochen nach der Verhaltensänderung genießen. Hier ist denn auch die Imagination des Zukunfts-Ichs zeitlich angesiedelt. Es gibt noch weitere Möglichkeiten, sich den Zeitfaktor zum Verbündeten zu machen, indem man viel kürzere Zeitabschnitte für eine sinnliche Vorwegnahme von Verhaltenskonsequenzen nutzt.

Die Gier entsteht nicht beim, sondern vorm Essen

Eigentlich ist auch schon die Heißhungerproblematik mit einem Zeitfaktor verknüpft. Denn in der Hälfte aller Fälle von Heißhunger entsteht die Gier nicht beim, sondern schon vor dem Essen. Man sieht irgendwo Leckereien stehen oder liegen und entwickelt Ap-

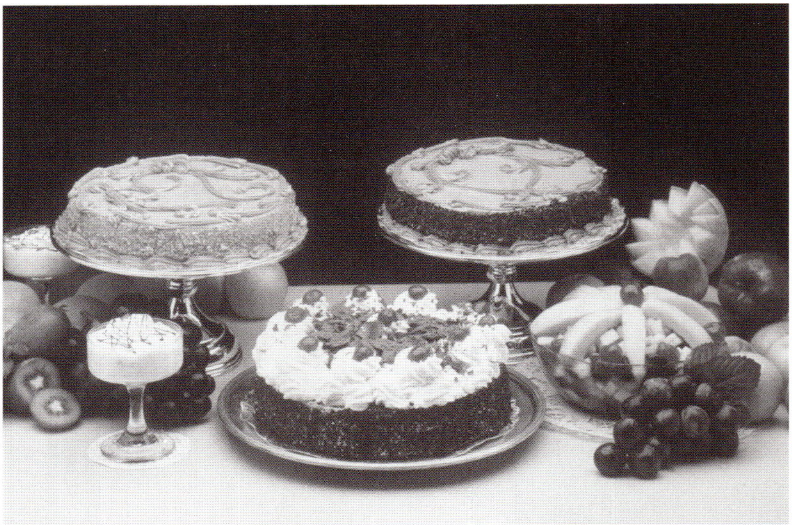

Leckereien machen Appetit, ohne dass wir Hunger haben

petit, ohne diese schon gegessen zu haben. Der Appetit entsteht durch die reine Vorstellung.

Man betrachtet die Speisen und nimmt in Gedanken den Geschmack oder auch die Kauqualität – wie cremig, schmelzend oder angenehm matschig – des Essens vorweg. Allein aufgrund dieser angenehmen Vorstellung nähert man sich der Verführung und schiebt sie sich dann in den Mund. Wie stark diese unmittelbare Vorstellungskraft wirkt, zeigt das bekannte Sprichwort: »Da war mal wieder der Appetit größer als der Magen.«

Menschen, die auch die schönsten Leckereien ablehnen können, verdanken diese Distanzierung oft gar nicht unmenschlicher Selbstkontrolle. Sie haben eigentlich die gleiche Strategie wie diejenigen, die sich verführen lassen: Auch sie nehmen die sinnlichen Konsequenzen des Essens in Gedanken vorweg. Allerdings gehen Sie in der zeitlichen Vorwegnahme des Essens in der Vorstellungskraft nur ein paar Minuten weiter.

Achten Sie statt auf den Mund auf den Magen

Sie stellen sich nämlich nicht vor, wie sich das Essen im Mund anfühlt und schmeckt, sondern sie nehmen im Geiste vorweg, wie sich das Essen im Magen anfühlen würde, wenn man es jetzt äße. Sie gehen mit Ihrer Vorstellungskraft angesichts von Speisen im Körper einfach eine Etage tiefer bzw. Sie nehmen die Folgen der Handlung »Essen in den Mund tun« einfach ein paar Minuten später im Geiste wahr. Anstatt sich auf den Mund zu konzentrieren, fühlen sie in Ihren Magen hinein.

So kann es zwar sein, dass in der Vorstellung ein sichtbarer Geschmacksverführer zwar geschmacklich verlockend wirkt, dass er aber den »Bauchtest« nicht besteht. Denn wenn man nachfühlt, was die Sache gleich wohl im Bauch für Gefühle verbreitet, kann die Gefühlsvorstellung schnell unangenehm werden: Das drückt und spannt, fühlt sich wie ein Klumpen an oder so, als wäre man innerlich zugeklebt. Genau diese Gefühlsvorwegnahme gibt einigen Menschen die Kraft, auch angesichts der schönsten Leckereien »nein danke« zu sagen, was bei dieser Vorstellungstechnik auch emotional ganz einfach geht. Man scheut einfach das unbehagliche Bauchgefühl.

Aus süß wird sauer

Es gibt noch eine weitere Variante dieser Zeitfaktor-Technik, die sich besonders gut für Süßigkeiten eignet. Natürlich schmecken Schokolade, Torte und Bonbons immer angenehm süß. Doch schon nach kurzer Zeit wird der Zucker im Mund in Säure verwandelt, was man auch deutlich schmecken kann. Dieser saure Geschmack hält sich oft recht hartnäckig und ist auch durch Zähneputzen nicht sofort zu bekämpfen. Man kann nun ganz schnell lernen, beim Anblick von Schokolade und anderen Süßigkeiten im Geiste diesen typischen säuerlichen Süßigkeiten-Nachgeschmack zu assoziieren, was den Anblick dieser Verführer automatisch weniger erfreulich macht.

Für diese Übung müssen Sie keine Trainingsschritte durchlaufen. Gewöhnen Sie sich einfach an, alle in Ihrem Blickfeld auftauchenden Speisen sofort im Geiste in Ihren Magen zu packen und in der Vorstellung nachzuspüren, wie sie sich dort anfühlen. Ist es ein angenehmes Gefühl, dürfen die Speisen in Sie hinein, wenn nicht, fällt der Verzicht leicht, da Sie sich ein unangenehmes Erlebnis in unmittelbarer Zukunft ersparen.

Sollten Sie übrigens einmal wieder »gesündigt« haben und sind Sie deswegen völlig verzweifelt, lassen Sie diese Phasen des seelischen oder auch körperlichen Tiefs nicht ungenutzt verstreichen, denn Sie können jetzt dafür sorgen, dass Ihnen die unangenehme Konsequenz schon beim »Sündigen« körperlich bewusst wird: Kneifen Sie sich mit zwei Fingernägeln der einen Hand in den Handrücken der anderen, wenn es Ihnen so richtig schlecht geht – beispielsweise, wenn Sie auf der Waage stehen. Gehen Sie bis zur Schmerzgrenze. Aber bitte nur kneifen, nicht verletzen!

»Erinnerungs-Kneifen«

Wenn Sie dann wieder in Versuchung geraten, wiederholen Sie das »Erinnerungs-Kneifen«. Sowohl körperliches als auch seelisches Unwohlsein wird nämlich am besten über »kleine« Schmerzreize wieder ins Gedächtnis gebracht. So holen Sie sich die »Erinnerung an morgen« in das Hier und Jetzt. Das Kneifen bewirkt quasi eine Fühl-Imagination. Wenn Sie jetzt noch den Magen-Fühltest machen und den »Wusch-Zauber« durchführen, fällt Ihnen das Aufhören doppelt so leicht.

Pfunde in Aura verwandeln

Sicher kennen Sie den Begriff »Aura«. Damit ist eine Art Energiefeld gemeint, welches jeden Menschen und jedes lebendige Wesen umgibt. Im Fernen Osten glaubt man, dass besonders begabte Menschen – wie beispielsweise ein Guru – die Aura eines Menschen sehen und daran sogar den Zustand seiner seelischen und körperlichen Gesundheit erkennen können. Auch in unserer Sprache kennen wir die »gute Ausstrahlung« eines Menschen. Allen Ideen ist die Vorstellung gemeinsam, dass der persönliche Raum eines Menschen nicht mit Kleidung oder Haut beginnt, sondern dass die Luft, die ihn oder sie umgibt, auch noch zur Persönlichkeit dazugehört und eine Art individueller Energie verbreitet.

Auch die umgebende Luft gehört zur Persönlichkeit

Pfunde umgeben den Menschen ebenfalls auf einer konkret-körperlichen Ebene. Oft hat das für den einzelnen Menschen auch einen unbewussten Sinn, welcher sich dem bewussten Denken nicht erschließt. Im Bewusstsein gehen wir immer davon aus, das Schlanksein etwas Gutes ist. Das Unbewusste ist da oft anderer Meinung: Die Pfunde haben auch eine deutliche Schutzfunktion, da sie automatisch für Distanz zwischen dem Pfundeträger und anderen Menschen sorgen. Selbst wenn die anderen Sie sympathisch finden, Sie sich aber wegen Ihrer Pfunde schämen, sorgen Sie von sich aus innerlich für den schnellen Rückzug.

Eine weitere gute Absicht von zu viel Pfunden ist aber ein Macht- oder gar Dominanzthema: Unbewusst nehmen optisch voluminöse Menschen für die anderen viel Raum ein. So kann es oft vorkommen, dass Menschen in Führungspositionen übergewichtig sind und die anderen trotz aller Mode-Ideale unbewusst einen großen Respekt vor ihnen haben. Denn beim Thema Dominanz geht es nicht um Schönheit, sondern um die Behauptung und Eroberung von Raum. Da kann aus einem dicken älteren Herrn vor einem entsprechenden Hintergrund schnell eine »imposante Erscheinung« werden.

Dominanz heißt Behauptung von Raum

Die meisten Menschen wollen ihr Essverhalten ändern, um Pfunde zu verlieren. Das Wort »verlieren« ist jedoch für das Unbewusste ein problematisches Wort. Niemand möchte seinen Schutz oder gar seinen persönlichen Raum aufgeben und »weniger« werden. Deshalb habe wir die Vorstellungsidee entwickelt, dass Pfunde gar nicht verloren gehen: Sie verwandeln sich in Aura.

Auch viele Tiere schüchtern ihre Gegner gern durch Vergrößerung und Verbreiterung ein: Der Fisch bläst sich auf, der Hund sträubt sein Fell, der Vogel das Gefieder, die Katze stellt sich sogar quer, um optisch mehr Raum einzunehmen. Sie denken, mit all diesen Impulsen hätten wir nichts zu tun? Doch wie H.-G. Häusel in seinem Buch »Think Limbic« schreibt: »Gleichgültig ob Manager, Mitarbeiter oder Kunde – er (der Mensch) ist das Ergebnis einer Milliarde Jahre langen Evolution, die zu 99,99 % in Zellen und Tieren erfolgte.«

Ich möchte Ihnen hier eine Übung zeigen, mit der Sie gezielt so etwas wie eine »bewusste Aura« um sich herum aufbauen können. Wenn Sie diese Übung täglich anwenden, wird das auch einen angenehmen Effekt auf Ihr Erscheinungsbild ausüben: Sie werden durch ein gesteigertes Selbstsicherheits-Gefühl unbewusst aufrechter gehen, eine entspannte Mimik und einen offenen Blick haben.

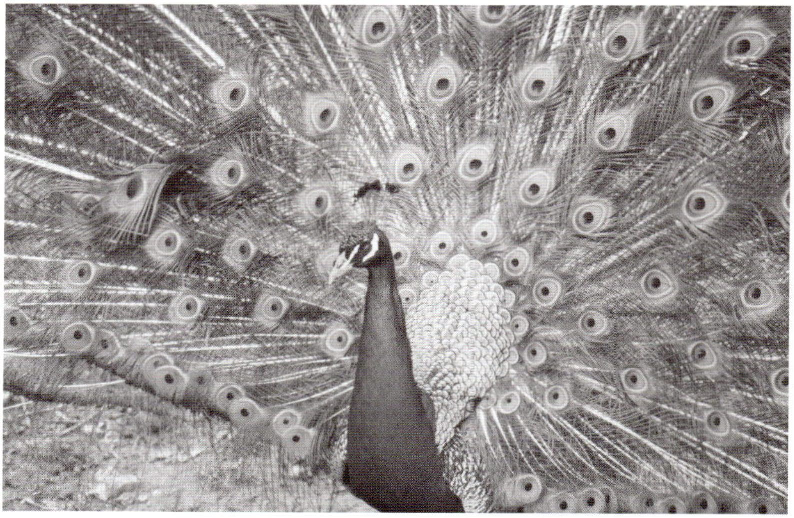

Pfauen zeigen sich in ihrer ganzen Pracht, um ihre Gegner einzuschüchtern

Imaginationsübung: Pfunde in Aura verwandeln

- Setzen oder legen Sie sich bequem hin.
- Nehmen Sie die Luft wahr, welche Ihren Körper umgibt. Diese Luft ist Ihr »persönlicher Raum«.
- Füllen Sie diesen »persönlichen Raum« in der Vorstellung mit einem angenehmen Licht, mit schönen Farben oder auch verschiedenen Tönen an. Stellen Sie sich lebhaft diesen Luftmantel aus Licht und Farbe um sich herum vor.
- Stellen Sie sich vor, dass diese Aura auch »denken« kann: Wann immer Menschen nett und angenehm sind, lässt die Aura diese gute Energie zu Ihnen durchkommen. Ist das nicht der Fall, blockt die Aura eine etwaige negative Energie wie ein Energiefeld draußen vor Ihrem Körper von Ihnen ab – und schickt sie zurück an den Absender.
- Nachdem Sie die Aura »angezogen« haben, denken Sie ab und zu am Tag daran.
- Wenn Sie abnehmen, stellen Sie sich ganz bewusst vor, dass sich die Pfunde zu einem Teil Ihrer Aura verwandelt werden. So bleibt Ihnen die positive Energie der Pfunde als leichte Luft erhalten und Sie bleiben ebenso (ge)wichtig und geschützt wie zuvor.

Beachten Sie bei der Aura-Übung bitte noch folgende Hinweise:

- Schaffen Sie sich für die Aura-Übung einen »Anker« an, welcher Sie schnell und oft an den Aura-Mantel erinnern kann: am besten ein Schmuckstück, welches Sie immer tragen.
- Wählen Sie einen ruhigen Moment, um die Aura in Gedanken zu verstärken. Die gute Wirkung hält dann mindestens für zwei Stunden an – auch wenn Sie dann vom Bewusstsein her wieder Ihren Alltag wahrnehmen.
- Die Aura ist eine äußerst wirkungsvolle Hilfe in unangenehmen Situationen: Wenn Menschen Sie kritisieren, benörgeln oder mit Ihnen streiten. Sie bekommen thematisch zwar mit, worum es geht, die schlechte Stimmung verbleibt jedoch dank der Aura außerhalb Ihres Körpers.

Ein schlankes Body-Feeling

Trainieren Sie ein schlankes Körperschema im inneren Erleben

Vielleicht kennen Sie schon die Übung, bei der man in der Vorstellung Fühlkontakt mit dem Körper unter den Pfunden aufnimmt. Auf diese Weise kann man sich ein schlankes Körperschema im inneren Erleben antrainieren.

Neuere Erkenntnisse zeigen, dass es zusätzlich wichtig ist, sich einen gut trainierten Körper unter den Pfunden vorzustellen, denn ein ausgeprägtes Muskelgewebe ist das eigentliche Geheimnis natürlich schlanker Menschen. Daher ist es ganz besonders wichtig, sich im Geiste trotz überflüssiger Pfunde immer wie ein schlanker Mensch zu bewegen: Beim Gehen, Laufen, Treppensteigen – sogar beim Essen. Bringen Sie Ihrem Körper auf diese Weise ein schlankes »Body-Feeling« bei.

Imaginationstraining hat reale Auswirkungen

Diese Bewegungsübung im Geiste stammt eigentlich aus dem Mentaltraining im Spitzensportbereich. Sportler trainieren schon lange Ihre Bewegungsabläufe nicht nur im realen Training, sondern auch im Geiste. Erstaunlicherweise hat das Imaginationstraining auch einen realen Effekt auf Reaktionsgeschwindigkeit und Bewegungsgeschicklichkeit. Vor allem hat man herausgefunden, dass das so genannte Motorikzentrum im Gehirn aktive Potenziale bei der Vorstellungsbewegung zeigt.

Diesen Befund nennt man Bahnung: Durch die Vorstellung wird der Körper auf eine spätere Bewegung vorbereitet. Man vermutet sogar, dass die Vorstellungsbewegungen die Muskelfasern sanft trainieren, da der Muskel durch die neuronale Bahnung bereits subtile Bewegungsimpulse erhält. Wie wichtig aber nicht nur der geistige sondern auch der sportliche Aufbau von Muskelgewebe ist, zeigt Ihnen das nächste Kapitel.

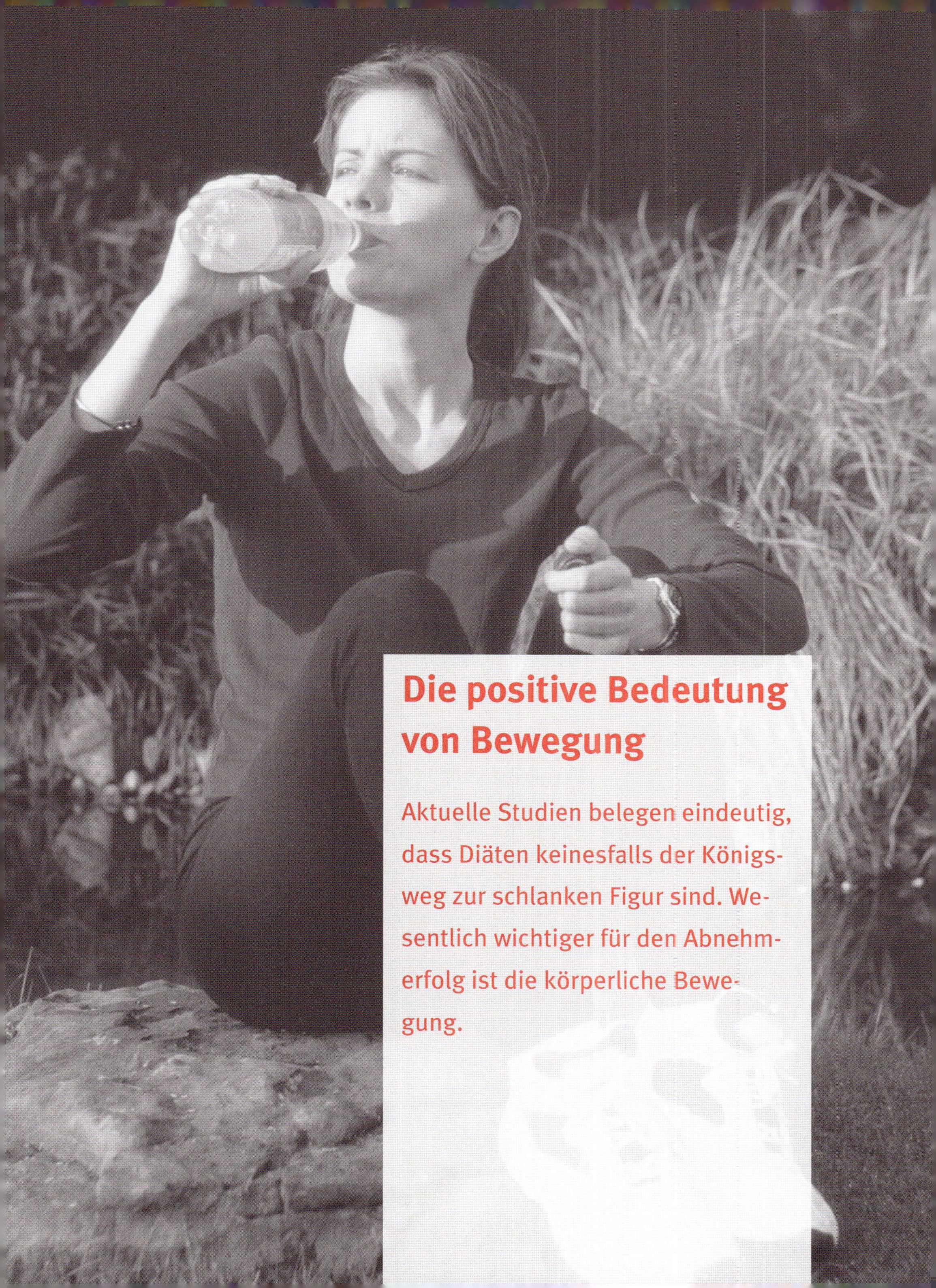

Die positive Bedeutung von Bewegung

Aktuelle Studien belegen eindeutig, dass Diäten keinesfalls der Königsweg zur schlanken Figur sind. Wesentlich wichtiger für den Abnehmerfolg ist die körperliche Bewegung.

Noch vor hundert Jahren haben viele Menschen den ganzen Tag lang körperlich gearbeitet und dabei bis zu 3000 Kalorien verbraucht. Entsprechend konnten Sie auch Nahrung zu sich nehmen, ohne dick zu werden. Heutzutage essen viele Menschen täglich immer noch die gleiche Nahrungsmenge, obwohl sie sich durchschnittlich nur noch halb so viel bewegen und entsprechend auch viel weniger Nahrung zur Aufrechterhaltung des Körpergewichts benötigen.

Mindestens dreimal die Woche eine halbe Stunde Bewegung

Nun bedeutet Bewegung nicht nur Treppensteigen, den Hund ausführen oder Staubsaugen. Mit sportlicher Betätigung ist gemeint, dass man sich mindestens dreimal die Woche für eine halbe Stunde ausdauernd bewegt. Denn nur Ausdauerbewegung führt dazu, dass die Energiereserven in den Fettdepots verbrannt werden. Weiterhin ist ein gezielter und vor allem ganzheitlicher Muskelaufbau von großer Bedeutung für eine hohe Kalorienverbrennung.

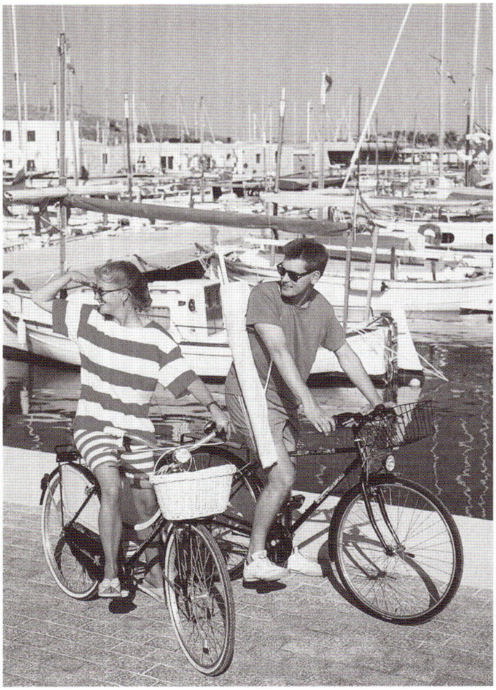

Gemeinsam Sport treiben macht Spaß und ist gesund

Vor Sport scheuen viele Abnehmwillige jedoch zurück und versuchen es lieber erst einmal mit einer Diät. Besonders frustrierend hinsichtlich des Themas Sport sind Tabellen, in denen beispielsweise steht, dass man eine halbe Stunde schwimmen muss, um einen Schokoladenriegel abzubauen. Diese Angaben sind bedauerlicherweise nicht nur entmutigend, sondern auch irreführend.

Denn der entscheidende Effekt ist, dass der Körper bis zu drei Tage nach dem intensiven Schwimmen seinen Grundumsatz erhöht, da er durch die Bewegung einen Impuls zum Muskelaufbau bekommen hat, der über Tage anhält. Durch diesen beschleunigten Grundumsatz wird man dann schlank – und nicht allein durch die halbe Stunde Sport. Vielleicht vermag ja schon dieser Gedanken Ihre Sportmotivation zu steigern.

Sportarten für eine optimale Fettverbrennung:

Joggen	Schwimmen
Walken	Aerobic
Fahrradfahren	Inline-Skating

Sportarten wie Tennis, Fussball oder Leichtathletik sind für die Fettverbrennung nicht so gut geeignet, da man nach einer kurzen Beschleunigung zwischendurch zu oft wieder zum Stehen kommt. Daher sollte man diese Sportarten immer mit einem Ausdauertraining der oben genannten »Sorte« kombinieren.

Außerdem mag es Ihrer Motivation auch gut tun, dass man sich beim Sport keinesfalls überfordern soll. Bei den genannten Sportarten sollten Sie zwar etwas außer Atem kommen, sich jedoch nicht verausgaben. Denn Überanstrengung kann sogar dazu führen, dass ihre Fitness abnimmt, statt anzusteigen und dass ihre Muskelmasse durch stressende Stoffwechselvorgänge paradoxerweise abgebaut wird.

Überanstrengen Sie sich nicht!

Um zu garantieren, dass Sie im gesunden Bereich trainieren, können Sie mit so genannten Pulsfreqzenzmessern arbeiten. Ist Ihnen diese Variante zu technisch, hilft auch ein kleiner Gedankentrick: Probieren Sie im Bewegungsablauf immer wieder aus, kleine Rechenaufgaben im Zahlenbereich »100« zu lösen. Gelingt Ihnen dieses spielerisch, trainieren Sie noch im optimalen Bereich. Haben Sie dabei einen »Blackout«, sind Sie in die Stresszone geraten und müssen langsamer werden.

Als Ergänzung zu einem sinnvollen Ausdauersport kann man auch das Pedomed-Konzept der Firma Skolamed empfehlen. Hier können Sie einen »kleinen Begleiter« erwerben: Ein winziger Schrittzähler, den sie immer mit sich herumtragen, rechnet Ihnen täglich die Anzahl Ihrer zurückgelegten Schritte aus. Interessanterweise funktioniert das kleine Gerät sogar beim Fahrradfahren.

Schrittzähler sind hilfreich

Als ideales Maß für einen optimalen Verbrennungs-Stoffwechsel gilt eine durchschnittliche Anzahl von 70 000 Schritten pro Woche. Zur Veranschaulichung machen Sie sich bewusst, dass Menschen bei einer hauptsächlich sitzenden Tätigkeit nur ca. 20 000 Schritte wöchentlich zurücklegen. Der Pedomed-Schrittzähler motiviert bei jedem Hingucken, den nächsten Einkauf doch lieber zu Fuß zu erledigen oder statt des Fahrstuhls die Treppe zu benutzen. So erleben Sie Bewegung nicht nur als sportliches Ereignis, sondern als täglich natürlich gelebtes Gesundheitsprogramm.

Wenn Sie nun noch im nächsten Kapitel die große Bedeutung von Muskelgewebe für eine schlanke Figur auf sich wirken lassen, wird Ihre Sportmotivation vielleicht sogar in Tatendrang enden. Und Sie werden noch kritischer über radikale Diäten nachdenken. Sie erkennen auf jeden Fall, wie viel sinnvoller es ist, den Körper auf einen hohen Energieverbrauch hin zu trainieren. Denn mit einer trainierten Muskulatur und einer täglichen optimalen Fettverbrennung können Sie sogar mehr essen und dabei schlank bleiben. So sind Sie optimal vor einer Hungerpanik Ihres limbischen Systems geschützt und erleiden nie wieder Heißhungerattacken.

Warum Muskeln schlank machen

Die BIA-Messung

Es gibt ein Verfahren, mit dem man beim Menschen eine so genannte Muskel-Fett-Analyse erstellen kann: die so genannte bioelektrische Impedanz-Analyse, kurz BIA-Messung genannt. Die Erkenntnisse, welche aus dem Verfahren resultieren, sind sensationell.

Jeder Körper besteht aus Muskel- und Fettmasse. Muskeln sind ein äußerst stoffwechselaktives Gewebe. Sie verbrauchen daher täglich relativ viel Kalorien. Im Fachjargon heißt es: Sie »verbrennen« hoch bzw. sie haben einen »hohen Turnover«. Am liebsten ernähren sich die Muskeln von Kohlenhydraten. Die Bildung von Muskelgewebe erfolgt durch geeignete Eiweiße.

Fettmasse hingegen ist ein reiner Energiespeicher, der weniger Kalorien verbraucht. Diese Speicher »verbrennen niedrig«. Nur bei ausdauernder körperlicher Bewegung werden die Fettreserven ins Spiel gebracht.

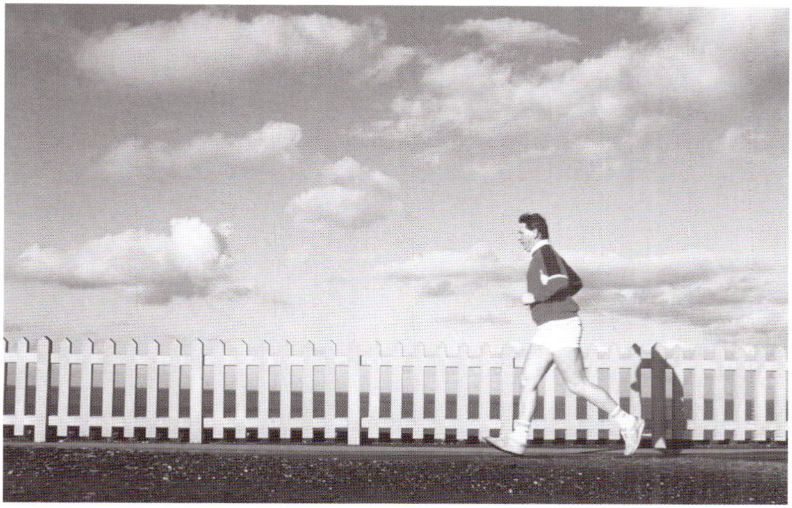

Joggen ist der ideale Ausgleichssport

Kalorienarme Diäten gehen auf Kosten der Muskelmasse

Bei Diäten mit extrem wenigen Kalorien geht die Gewichtsreduktion nahezu ausschließlich auf Kosten der Muskelmasse, und zwar umso mehr, je strenger die Diät und desto geringer die Bewegung ist. Der Körper entledigt sich also zuerst der Masse, die hoch verbrennt – als Antwort auf einen offensichtlichen Nahrungsmangel. Vor allem der berühmte Wasserverlust beim schnellen Abnehmen ist ein deutlicher Hinweis darauf, dass gerade Muskelmasse abgebaut wird, denn Muskelgewebe enthält relativ viel Wasser.

Fatalerweise sind die Diät- und Fasten-Fans dann auch noch stolz auf die Gewichtsabnahme. Dabei verlieren sie gerade genau das Gewebe, welches eigentlich schlank macht. Denn Menschen mit viel Muskelmasse zählen zu den berühmten »guten Futterverwertern«, Menschen mit zu wenig Muskelmasse verwerten nur niedrig und nehmen deshalb umso schneller wieder zu.

Zunahme von Fett statt Muskeln

Nun wird alles noch viel schlimmer: Da der Muskelabbau meist nicht mit ausreichendem Sport kompensiert wird – und bei drastischen Diäten auch gar nicht kompensiert werden kann –, nehmen die Betroffenen nach Beendigung der Diät nun nicht wieder Muskeln, sondern neue, niedrig verbrennende Fettmasse zu. Man wird also pro Diät nicht nur dicker, sondern auch kraftloser und »schwabbeliger«.

Die Erkenntnisse unterstützen in vollem Umfang die Theorie des Jo-Jo-Syndroms: Pro Diät wird man ein immer besserer Futterverwerter und hat mehr Probleme als zuvor. Vor etwa zehn Jahren schrieb der Ernährungswissenschaftler Michael Hamm zu diesem Thema ein Buch mit dem Titel: »Dick durch Diät«. Diese Überschrift sagt schon alles. Das Buch wird immer noch aufgelegt unter dem neuen Titel »Schlank und gesund ohne Diät« (siehe »Literatur«).

Aus den aufgezählten Gründen sollten Reduktionsdiäten immer mit einer kontrollierten BIA-Messung einhergehen. Denn jedes Pfund verlorener Muskulatur verschlimmert das Problem, anstatt es zu verbessern. Die Waage kann durchaus zwei Kilo Gewichtsverlust anzeigen – aber es kann paradoxerweise sein, dass man mit diesem Verlust sein Gewichtsproblem verschlimmert hat.

»Schlanke Fettleibige«

Als weiteres paradoxes Ergebnis gibt es in Deutschland und anderen »Diät-Ländern« immer mehr »schlanke Fettleibige«. Die BIA-Messung zeigt, dass auch Frauen mit Kleidergröße 36 »fett« sein können: Die Muskelmasse wurde im Laufe der Jahre weggehungert, und das Gewebe besteht überwiegend aus Fett. Dieses neue Art von Fettleibigkeit nennt man »latente Adipositas«.

Als gesundheitliche Folge haben solche Frauen – und auch Männer – im Herz-Kreislauf-Bereich die gleichen Gesundheitsprobleme wie Übergewichtige. Denn eine ausgeprägte Muskulatur ist immer gut durchblutet und entlastet auf diese Weise die Pumparbeit des Herzens. Diese Herzentlastung fällt bei den latent fettleibigen – optisch schlanken – Menschen aber ebenso flach wie bei optisch übergewichtigen Personen.

Viele Menschen wissen außerdem nicht, dass Muskulatur schwerer wiegt als Fettgewebe. Daher kann man durchaus schlank sein, aber dennoch deutlich über dem Idealgewicht liegen. Aus diesem Grund schätzen sich viele körperlich aktive Menschen als übergewichtig ein – und sind es gar nicht. Fachleute, die mit diesen Kenntnissen verantwortungsvoll arbeiten, würden einem Menschen niemals empfehlen, seine Muskulatur abzubauen, um auf der Waage eine bestimmte Zahl zu sehen – und zwar unabhängig von Gewichtstabellen.

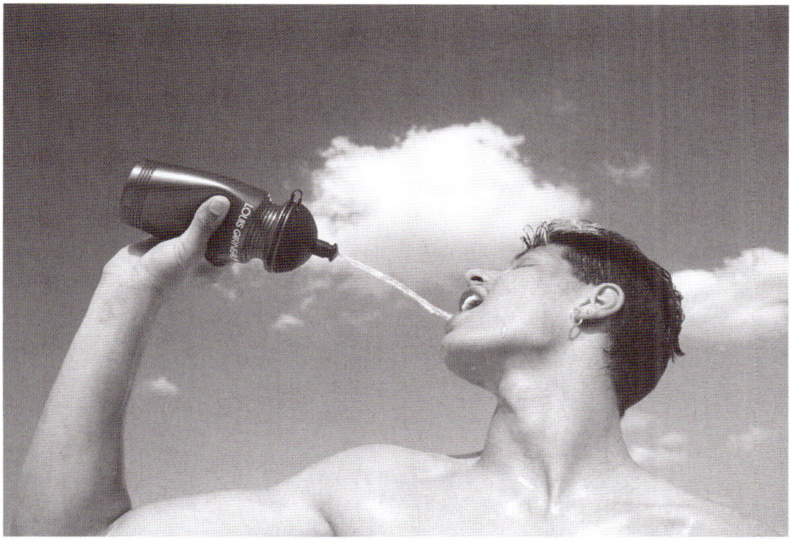

Muskulatur ist schwerer als Fettgewebe; so können auch Schlanke über dem Idealgewicht liegen

So kann sich vor diesem Hintergrund eine ganz ungewöhnliche Zielvorstellung ergeben. Übergewichtige können aufgrund der BIA-Messung genau ausrechnen, wie viel Kilo Fett sie – entsprechend Geschlecht, Größe und Alter – abnehmen müssen. Sie bekommen aber oft auch die Auflage, an Muskeln zuzunehmen. So wurde beispielsweise einer 40-jährigen Klientin von uns gesagt, dass sie 10 kg Fett abnehmen, aber vier Kilo Muskeln zunehmen müsse, um auf eine gesunde Körperbilanz zu kommen.

Waagen zeigen das gesunde Gewicht nicht an

Diese Fakten zeigen insgesamt auf, wie nutzlos Waagen und Gewichtstabellen für das Anzeigen von gesundem Gewicht sind. Weiterhin werfen die Erkenntnisse ein kritisches Licht auf alle angeblichen Fachleute, die Betroffenen völlig ohne Kontrolle dieser Körperdaten das Abnehmen empfehlen und sie dann ohne kompetente Betreuung ihrem Schicksal überlassen: Damit sind Ärzte, Kostenträger und Medien gleichzeitig gemeint.

Eine BIA-Messung sollte nur von speziell ausgebildetem Personal mit entsprechend hochwertigen Geräten durchgeführt werden. Meist werden dazu zwei Elektroden an bestimmten Hautstellen angebracht, um die Messungen individuell durchzuführen. Heutzutage gibt es auch schon der Waage ähnliche Geräte zur BIA-Messung. Diese sind aber wegen ihrer Ungenauigkeit nicht zu empfehlen – allein schon deshalb, weil jeder Mensch eine andere Fußgröße hat und deshalb Messpunkte dieser Geräte in der Regel unkorrekt angesetzt sind.

Die Bearbeitung von »Sportstress«-Erinnerungen

Nach diesen Ausführungen müsste jeder Leser eigentlich gleich in die Joggingschuhe springen. Warum scheuen sich aber so viele Menschen, mit einem vernünftigen Sport zu beginnen? Sind sie zu faul? In unserer Arbeit haben wir herausgefunden, dass die meisten sportunwilligen Menschen keinesfalls faul oder zu wenig zielstrebig sind. Ohne es zu wissen, verbinden sie Sport mit Stresserinnerungen aus Kindheit und Jugend.

Sport als Stresserinnerung

Beispielsweise hat unsere Gesellschaft eine ambivalente Einstellung zum Thema Bewegung. Natürlich ist Bewegung gesund. Andererseits gilt es als eine Zierde der Zivilisation, dass der Mensch lange Zeit ruhig sitzen kann: in der Schule, am Esstisch, in der Konferenz. Dieses Stillhalten wird belohnt, indem man es als höflich, beherrscht und kultiviert bezeichnet. Kinder werden daher oft ermahnt, nicht zu toben, zu zappeln, nicht so »wild« zu sein. So wird Bewegung mit abwertenden Begriffen verknüpft.

Wenn nur die Bestleistung zählt

Dann gibt für etliche Menschen recht konkrete Erinnerungen aus dem Sportunterricht. Der Schnellste ist der Beste, wer langsamer ist, kommt auf die niedrigeren Ränge. Bei diesem hierarchischen Leiterdenken fühlt sich jeder unter dem Gewinner als unzureichend. Es gibt sehr gute Sportler, die sich unendlich über einen zweiten Platz grämen, obwohl sie doch zu den Besten der Welt gehören.

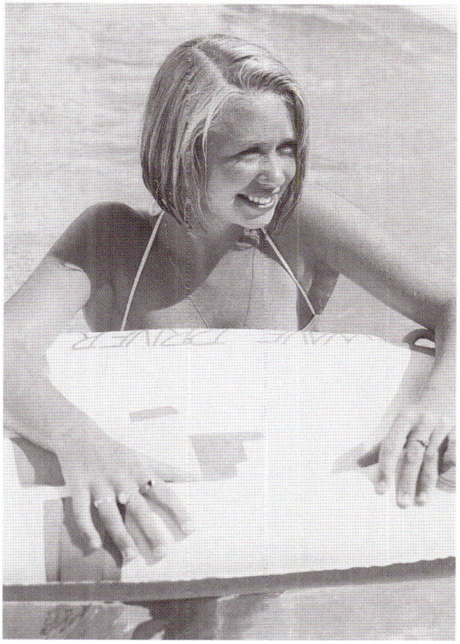

Dieses System hat noch viele andere unangenehme Varianten. Man erinnere sich nur an die Mannschaftsauswahl im Schulsport: Da dürfen zwei gute Spieler öffentlich ihre Mannschaft wählen, wobei ganz zum Schluss noch einige beschämte Figuren auf der Bank sitzen, weil sie – für die ganze Klasse sichtbar – als letzte aufgerufen werden. Da ist es nicht verwunderlich, wenn das Gefühlszentrum zum Thema Sport oft auch sehr unangenehme Gefühle abspeichert.

Eine weitere Stressbremse sind Erinnerungen an körperliche Verausgabungen, die in Erschöpfungszuständen oder auch Schmerzen endeten. Unendlich viele Jogger laufen jenseits ihrer Stressgrenzen. Hier lauert – wie bereits beschrieben – eine paradoxe Gefahr: Wenn man sich beim Sport überanstrengt, produziert der Körper wiederum einen sehr problematischen Stoff: die Laktose. Unvorstellbar, aber wahr: Übermäßige Laktose blockiert wiederum die körpereigene Fettverbrennung und greift zusätzlich die wertvolle Muskelmasse an. Die Kombination aus Sport und Stress macht also auch dick.

Überanstrengen Sie sich nicht, sondern machen Sie öfter mal Pause

Schmerzen sind ein Faktor, der mit Sport eigentlich nichts zu tun haben sollte. Dennoch wurde über Jahrzehnte der Muskelkater als Gütekriterium für ein gelungenes Training gefeiert. Tatsächlich handelt es sich bei diesen Muskelschmerzen um Mikrofaser-Risse des Muskelgewebes, und diese Verletzung tut einfach weh. Gesund ist sie keinesfalls. Außerdem verknüpft das limbische System Sport mit Verletzung und versorgt uns dann zum Schutz vor weiterer Verletzung Abwehrgefühle gegen sportliche Betätigung.

Zu viel Laktose blockiert die Fettverbrennung

Die emotionale Sportbremse: verletzte Gefühle durch:

- gekränktes Selbstbewusstsein durch verlorene Wettkämpfe,
- Schamgefühl durch blamierende Auftritte vor vielen anderen Menschen,

- Überanstrengung und Schmerz,
- die Gleichsetzung von Bewegungsdrang mit schlechtem Benehmen.

Finden Sie Ihr geeignetes Trainingsprogramm

Daher muss jeder je nach persönlichem Trainingsniveau genau bestimmen können, wie viel oder wie wenig Sport den gewünschten Effekt liefert. Hier gibt es heutzutage eine Fülle von individuellen Trainingsprogrammen und wertvollen Tipps. Diese Informationen kann dieses Buch nicht leisten. Wir empfehlen Ihnen, sich in geeigneten Büchern oder bei Trainern gezielt nach Ihrem persönlichen Programm für sinnvollen Sport zu erkundigen: Er sollte fettverbrennend wirken, Muskulatur schonen und Muskulatur aufbauen – und Spaß machen.

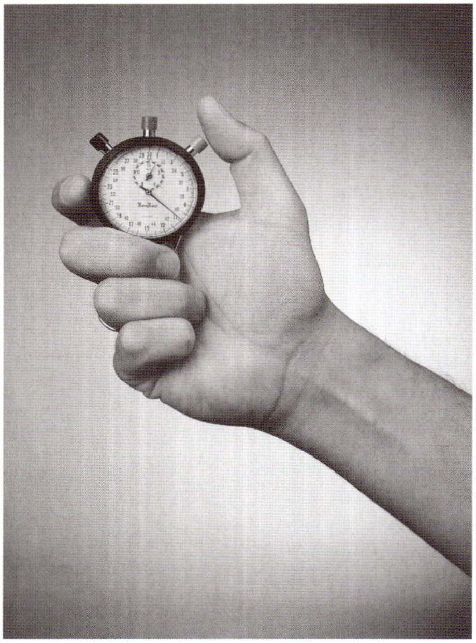

Negative Erfahrungen aus Kindheit und Jugend verleiden vielen den Sport

Wurde Ihnen der Spaß jedoch schon – wie in den obigen Beispielen geschildert – allzu sehr verdorben, können Sie auch hier noch mit der wingwave-Methode eine positive Motivation gezielt aufbauen.

Sportstress neutralisieren

- Überlegen Sie: Gibt es in Ihrer Lebens- und Lerngeschichte Sportstress-Erinnerungen? Denken Sie nochmals an die drei Kriterien: Angriff auf das Selbstwertgefühl, körperliche Verausgabung, Schmerzen.
- Schreiben Sie sich diese Erinnerungen auf.
- Behandeln Sie jede einzelne mit der wingwave-Methode: Sie machen den Body-Scan, spüren nach der unangenehmen Gefühlserinnerung an das Sportstress-Erlebnis und führen dann das Processing – wie beispielsweise die Butterfly-Technik – durch.
- Verfahren Sie so lange, bis sich die unangenehmen Gefühlserinnerungen neutral anfühlen.

Wie bekomme ich Heißhunger auf Sport?

Wenn Sie Ihre Sportstress-Erinnerungen neutralisiert haben, ist schon der erste Schritt zur positiven Motivation vollzogen. Wie schon erwähnt finden sie dann sicherlich in den vielen guten Veröffentlichungen zu dem Thema den Sport, der Ihnen entspricht.

Alle guten Trainer geben gerade für Wiedereinsteiger folgenden Tipp: Sie sollen natürlich Ihre Leistungsfähigkeit steigern – trainieren Sie jedoch immer so, dass Sie sich während der Bewegung noch unterhalten oder innerlich ein Lied summen können. Das ist nämlich ein gutes Zeichen dafür, dass der Körper noch in seinem Wohlfühlbereich funktioniert.

Bleiben Sie im Wohlfühlbereich

Kommen Sie einmal an eine Grenze, setzen Sie versuchsweise einmal die schnellen Augenbewegungen der wingwave-Methode ein. Viele unserer Klienten sind erstaunt darüber, wie schnell man sich dann wieder entspannt und motiviert im Bewegungsablauf fühlt.

Besonders gute Erfolge erzielen unsere Klienten mit dem Einsatz der speziell entwickelten wingwave-CD, wo über Kopfhörer zu angenehmer Musik durch links und rechts abwechselnde Klänge eine bilaterale Hemisphärenstimulation während des Laufens erreicht wird. Die Folge ist ein leichtes, angenehmes Körpergefühl, das zum Weitermachen motiviert. Zusätzlich können Sie noch durch folgende wingwave-Übung ganz gezielt angenehme Emotionen mit dem Thema Sport verknüpfen.

Musik motiviert zum Weitermachen

Sportgedanken positiv aufladen

- Denken Sie an eine Sportart, mit der Sie gern beginnen würden: Joggen, Fahrradfahren, Schwimmen.
- Gehen Sie in Gedanken gezielt in das Bewegungserlebnis hinein und machen Sie den Body-Scan: Gibt es irgendwo ein körperliches Unbehagen bei dieser Vorstellung?
- Führen Sie ein Processing durch, bis Sie sich auch bei der Vorstellung an den Sport körperlich wohl fühlen.
- Nun spüren Sie weiter in sich hinein: Angenommen, der Sport tut Ihnen körperlich gut – wie würde sich das anfühlen?

- Beschäftigen Sie sich mit der Vorstellung dieser positiven Empfindung und erforschen Sie diese wieder ganz genau mit dem Body-Scan.
- Nun denken Sie an den Bewegungsablauf, spüren das positive Körperecho und führen wieder ein Processing durch.
- Fühlen Sie, wie sich das angenehme Körperecho jetzt weiter ausweitet, und verfahren Sie so lange, bis Sie das bestmögliche Wohlfühl-Ergebnis erreicht haben. Nun ist Ihr inneres Erleben positiv »gebahnt« für ein genussvolles Sportlichsein.

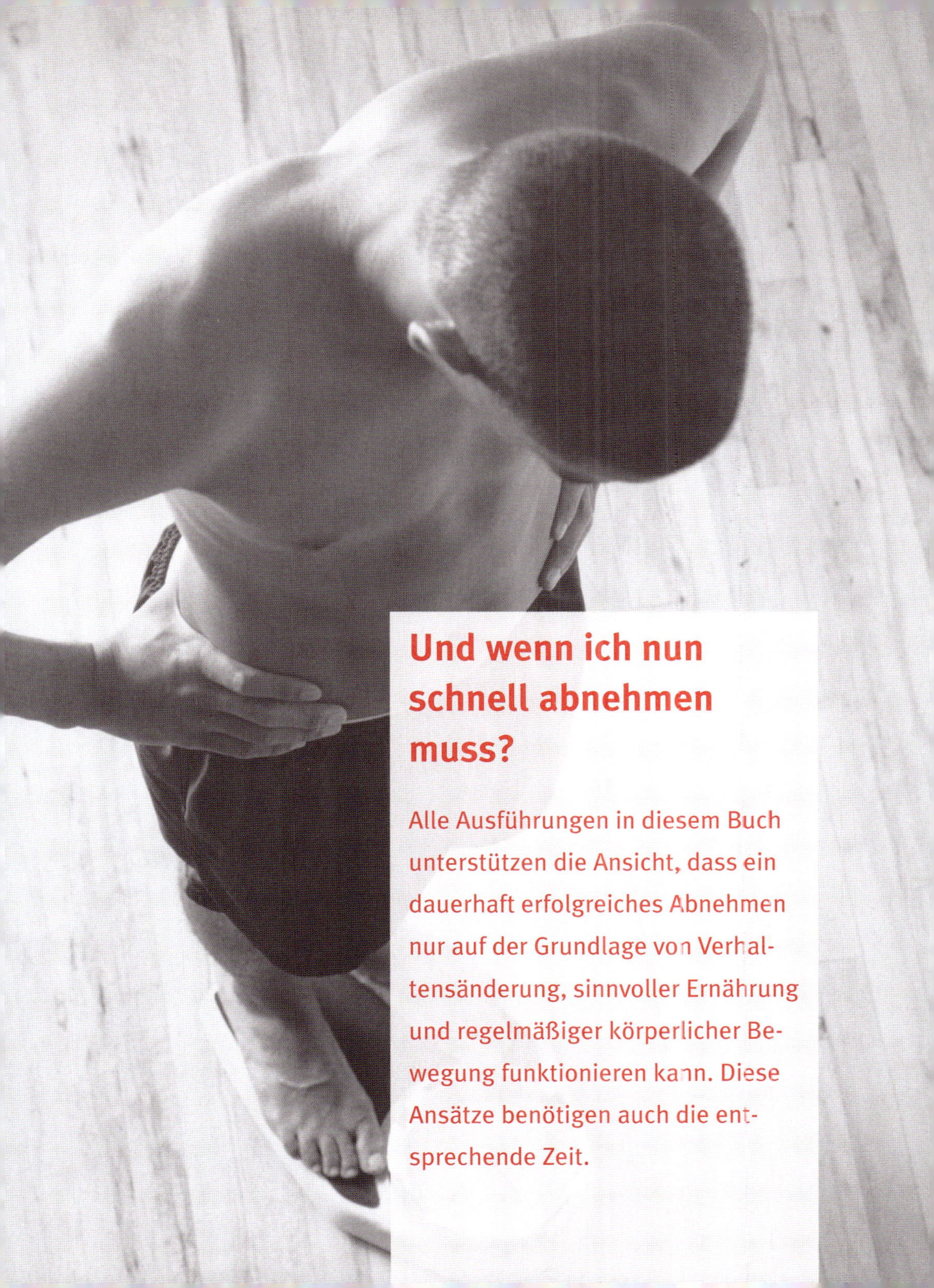

Und wenn ich nun schnell abnehmen muss?

Alle Ausführungen in diesem Buch unterstützen die Ansicht, dass ein dauerhaft erfolgreiches Abnehmen nur auf der Grundlage von Verhaltensänderung, sinnvoller Ernährung und regelmäßiger körperlicher Bewegung funktionieren kann. Diese Ansätze benötigen auch die entsprechende Zeit.

Leider hat sich diese Erkenntnis immer noch nicht in den Köpfen der Menschen verbreitet. Immer noch werden die meisten Abnehmwilligen durch allzu schnelle Diäten verführt, die zwar rasch, aber eben nicht dauerhaft zum gewünschten Ergebnis führen.

In vielen anderen Situationen, wo es um Veränderung geht, würden genau die gleichen Menschen viel vernünftigere Vorstellungen haben. Stellen Sie sich einmal vor, jemand würde mit folgendem Versprechen werben: »In zwei Wochen fließend Spanisch!« Man wäre sofort skeptisch und würde kritisch sagen: »So schnell kann das nicht funktionieren!«

Langfristige Erfolge nur durch langfristige Konzepte

Es wäre wünschenswert, dass die gleiche natürliche Kritik sich auch gegenüber allen unsinnigen Abnehmversprechen einstellen würde. Langfristige Erfolge entstehen beim Thema Abnehmen eben nur durch langfristige Konzepte. Und nur diese tief greifenden Veränderungen lassen auch die lästigen Heißhungerattacken verschwinden.

Manchmal gibt es allerdings Fälle, in denen Menschen aus medizinischen Gründen relativ schnell abnehmen müssen. Für diesen Fall gibt es ein äußerst sinnvolles Abnehm- und Ernährungskonzept, welches wir Ihnen zum Abschluss dieses Buches vorstellen möchten.

Wertvolle Erkenntnisse aus der Intensivmedizin

Obwohl man es nach unserem Plädoyer für ein ausgewogenes Paradies-Training nicht glauben mag, ist für den Fall, dass jemand schnell abnehmen muss, eine Eiweißpulver-Diät anzuraten. Dabei handelt es sich nicht um ein beliebiges Pulver, sondern um das Produkt mit dem Namen »Recal«.

Es wurde ursprünglich von dem Ernährungsexperten Hans Leweling gar nicht für erfolgreiches Abnehmen, sondern für die Belange der Intensivmedizin entwickelt. Hans Leweling hat sich u. a. seit vielen Jahren auf das Thema »Ernährung in der Intensivmedizin« spezialisiert.

Interessanterweise ist hier das brisanteste Überlebensproblem nicht nur die ursprüngliche Erkrankung der Patienten, sondern die Ernährung dieser Menschen. Die meisten Sorgen bereiten Patienten mit ausgeprägter Muskulatur wie beispielsweise Bodybuilder. Aufgrund ihrer Muskelmasse haben diese Menschen einen so genannten hohen »Turnover«: Sie benötigen außerordentlich viele Kalorien zum Erhalt dieses Gewebes. Jedoch darf sich keinesfalls Muskulatur abbauen, da dieser Vorgang für den bewegungslosen, schwachen Körper eine außerordentlich gesundheitsgefährdende Stoffwechselbelastung darstellen würde. Daher gilt es in der Intensivmedizin, die Muskelmasse möglichst auch in absoluter Ruhe des Körpers zu erhalten.

Der »Turnover«

Hierzu hat Hans Leweling ein äußerst hochwertiges Eiweißpulver entwickelt, welches von der Muskelmasse besonders intensiv verwertet wird. Vielleicht wissen Sie, dass zur Bildung von Muskulatur Eiweiß benötigt wird. Jedoch nicht alle Eiweißsubstanzen werden von unseren Muskeln gleich gut aufgenommen. Erst die so genannte »biologische Wertigkeit« entscheidet über eine optimale Verwendung der Eiweiße in den Muskelfasern.

Muskelschonendes Abnehmen

Besagtes Pulver erfüllt nun diese hohen biologischen Ansprüche und hilft beim Intensivpatienten, Muskelmasse zu erhalten. Aus diesen Erfahrungen heraus wurde dann das Recal-Pulver entwickelt, um muskelschonendes Abnehmen zu ermöglichen – trotz einer ver-

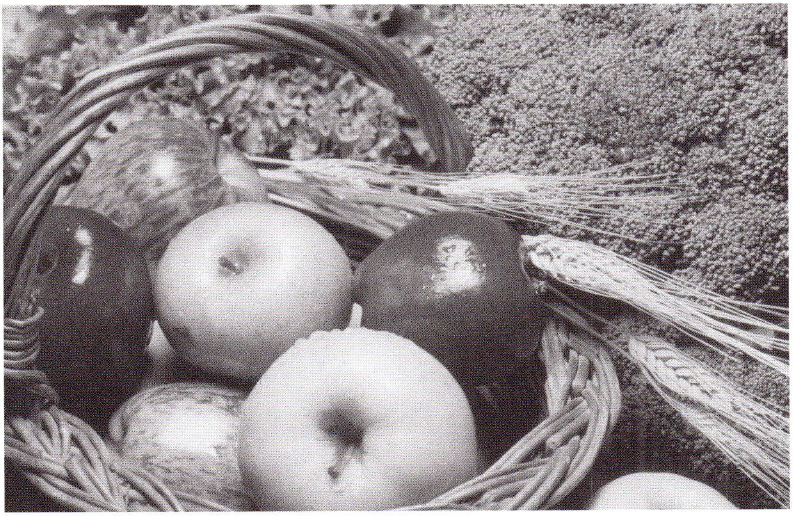

Gesund essen ist gut, reicht aber manchmal nicht

gleichsweise niedrigen Kalorienzufuhr. So kann man schnell abnehmen und gleichzeitig die hochverbrennende Muskelmasse »pflegen«.

Abnehmen mit dem Recal-Programm

Unter der Überschrift »Recal« wurde für Übergewichtige eine spezielle Diät entwickelt, die nicht allein das rasche Abnehmen um jeden Preis verfolgt. Vielmehr gibt es ein ausgetüfteltes Verfahren, welches ganz gezielt auch den so genannten »Hyperinsulinismus« behandelt, der weiter vorn beschrieben wurde.

Lipolyse – optimale Fettverbrennung

Man kombiniert ein reichhaltiges Frühstück mit der zusätzlichen Gabe von biologisch hochwertigem und vor allem auch kohlehydratfreiem Eiweiß über den Tag. Da Insulin nicht auf Eiweiß reagiert, »verschläft« es dann am Nachmittag und am Abend seinen Auftritt. Als Folge ergibt sich ein niedriger Insulinspiegel und damit gleichzeitig eine optimale Fettverbrennung – Lipolyse genannt. Zusätzlich sind in dem hochwertigen Recal-Pulver auch Bestandteile der Eiweiße enthalten, welche den Serotoninspiegel im Gehirn unterstützen und somit für eine Überlebenszufriedenheit im Gehirnstoffwechsel wirken.

Und vor allem schont das hochwertige Eiweiß die Muskelmasse: Der Muskel kann sich optimal ernähren und bleibt erhalten. Es hat sich gezeigt, dass diese Tageseinteilung – die satt machende Mahlzeit am Morgen und nicht mittags oder abends – die besten Effekte zeigt. Die Experten dieser Diät sind sich aber auf alle Fälle einig, dass diese Kostform nur als Krücke zum muskelschonenden Abnehmen und zur Beruhigung des Insulinspiegels dient. Sie ist keinesfalls als Dauerernährung geeignet.

Langfristige Reduktion des Süßhungers

Viele unserer Patienten haben schon erfolgreich mit diesem Programm abgenommen und danach eine deutliche und langfristige Reduktion ihres früheren Süßhungers als Folge eines erfolgreich behandelten Hyperinsulinismus erlebt. Und die begleitende BIA-Messung zeigte immer einen stabilen Erhalt der für ein dauerhaftes Schlanksein wichtigen Muskelmasse.

Eine entsprechende Studie an 179 Probanden konnte zeigen, dass alle Teilnehmer erfolgreich abnahmen und noch nach zwölf Monaten ihr erreichtes Ziel erhalten konnten. Professor Hauner vom Diabetes-Forschungsinstitut an der Heinrich-Heine-Universität in Düsseldorf hat das Recal-Programm ebenfalls als ein gut dokumentiertes, dem heutigen Erkenntnisstand entsprechendes Behandlungsangebot zur Gewichtsreduktion gewürdigt.

Das Recal-Pulver ist momentan noch nicht sehr bekannt. Im Anhang finden Sie daher die Adresse der Firma, die Recal vertreibt. Natürlich gibt es im Handel auch andere Eiweißpulver. Achten Sie bei der Auswahl immer darauf, dass diese Pulver keinen Kohlehydratanteil enthalten, sondern reine, hochwertige Eiweißprodukte sind. Den erforderlichen Kohlehydratanteil für die tägliche Ernährung steuern Sie dann durch ein reichhaltiges Frühstück bei – wie zuvor beschrieben.

Ohne innere Einstellungsänderungen geht es nicht

Eine solche Kostform sollte jedoch höchstens sechs Wochen am Stück durchgeführt werden, da sie keinesfalls ein Ersatz für ein natürliches Essverhalten ist. Einen langfristigen Erfolg erreichen Sie dann erst durch Ihre innere Einstellungsänderung, die systematische Beruhigung Ihres Esszentrums, die Gewöhnung an das Paradies-Training – also mit einem dauerhaften Frieden mit Ihrem inneren Vorfahr. Und damit wären wir wieder an Anfang dieses Buches. Viel Erfolg!

Anhang

Die Autorin

Cora Besser-Siegmund freut sich über Ihr weiteres Interesse an der Arbeit ihres Instituts.

Hier erhalten Sie nähere Informationen:
Besser-Siegmund-Institut Hamburg
Mönckebergstraße 11, 20095 Hamburg
Tel.: 040-32 00 49 36, Fax: 040-32 00 49 37
info@besser-siegmund.de
www.Besser-Siegmund.de
www.wingwave.com
www.easy-weight.de

Das Besser-Siegmund-Institut ist zentral in der Hamburger Innenstadt gelegen. Hier finden die Coachings und die meisten der Ausbildungsseminare in Easy-Weight, NLP (nach DVNLP) und wingwave statt.

Schluss mit den Heißhungerattacken – Beratung und Kurse

Folgende Easy-Weight-Kursleiter bieten das Training aus diesem Buch in Einzel- oder Gruppenberatung an:

Brigitte Koehler
Friedrichshaller Str. 15
14199 Berlin
Tel.: 0 30-8 24 73 45
Fax: 0 30-82 00 18 29

Besser-Siegmund-Institut
Sonja Meersmann
Mönckebergstraße 11
20095 Hamburg
Tel: 0 40-32 00 49 36
Fax: 0 40-32 00 49 37

Karen Thiesen
Rüggesgaard 2
24405 Rügge
Tel.: 0 46 46-7 23

Helga Jessen
Flurstraße 16
24768 Rendsburg
Tel.: 04 33-2 87 51

Susanne Rosemeyer-Witzke
Hermann-Löns-Weg 15
37197 Hattorf
Tel.: 0 55 84-5 22

Kirsten Windel-Wagner
Pongser Str. 36
41139 Mönchengladbach
Tel.: 0 21 66-39 16 61
KIWIWA@gmx.de

Angelika Blie
Limburgstr. 19
40235 Düsseldorf
Tel.: 02 11-68 24 51
Fax: 02 11-67 29 79
E-Mail: blie_ifb@yahoo.de

Anja Kaiser
Heinrich-Heine-Str. 31
58256 Ennepetal
Tel.: 0 23 33-9 72 90 46
Fax: 0 23 33-9 72 90 45
E-Mail: inpr2000@compuserve.de

a.b.training, communication & more
Angela Braster
Fischergasse 4
65468 Trebur
Tel.: 0 61 47-20 37 82
Fax: 0 61 47-20 37 83
E-Mail: Angela.Braster@t-online.de
Homepage: www.ab-training.de

Das Easy-Weight-Programm

Wird in Deutschland und Österreich von ausgebildeten Easy-Weight-Kursleitern angeboten.

Weitere Informationen finden Sie unter www.easy-weight.de.

wingwave-Coaching

Unter der Homepage www.wingwave.com finden Sie weitere umfangreiche Informationen sowie die Adressen von Trainern und Coaches, die in dieser Methode ausgebildet sind und den Ansatz im Coaching für verschiedene Erfolgsthemen einsetzen.

wingwave-Buch

Das wingwave-Grundlagenbuch von Cora Besser-Siegmund und Harry Siegmund: »EMDR im Coaching. Wingwave – wie der Flügelschlag eines Schmetterlings« ist erschienen im Junfermann Verlag, Paderborn 2001.

Das zweite wingwave-Buch von Cora Besser-Siegmund und Harry Siegmund (Hrsg.) »Erfolge bewegen: Coach Limbic – Emotions- und Leistungscoaching mit der wingwave-Methode«, ist erschienen im Junfermann Verlag, Paderborn 2003.

wingwave-CD

Ergänzend zum Buch gibt es die wingwave-coaching-CD zur Unterstützung mentaler Selbstregulation: Bilateral-auditive Hemisphären-Stimulation. Sie hilft Leistungsstress und/oder Heißhungergefühle zu reduzieren und unterstützt kreative Prozesse. Die wingwave-coaching-CD ist nur über das Besser-Siegmund-Institut zu beziehen.

Auskunft über das Recal®-Pulver

erhalten Sie bei WellCare GmbH, Tullastraße 18, 68161 Mannheim, Tel. 06 21-4 18 74 92, Fax 06 21-4 18 76 02,
E-Mail: wellcare@t-online.de, Homepage: www.wellcare.de

Auskunft über das Pedomed-Konzept

Erhalten Sie bei der Firma SKOLAMED GmbH, Petersberg, 53639 Königswinter/Bonn, Tel.: 0 22 23-2 98 30, E-Mail: skola@skolamed.de, Homepage: www.skolamed.de

Literatur

Besser-Siegmund, Cora; Siegmund, Harry: Coach Yourself – Persönlichkeitskultur für Führungskräfte, Junfermann Verlag, Paderborn 2003

Besser-Siegmund, Cora: Magic Words – Der minutenschnelle Abbau von Blockaden, Junfermann Verlag, Paderborn 2001

Besser-Siegmund, Cora; Siegmund, Harry: EMDR im Coaching/ Wingwave – wie der Flügelschlag eines Schmetterlings, Junfermann Verlag, Paderborn 2001

Besser-Siegmund, Cora: Easy Weight – Der mentale Weg zum natürlichen Schlanksein, Junfermann Verlag, Paderborn 2002

Besser-Siegmund, Cora; Siegmund, Harry (Hrsg.): Erfolge bewegen – Coach Limbic, Junfermann Verlag, Paderborn, Herbst 2003

Diamond, John: Der Körper lügt nicht, VAK Verlags GmbH, Kirchzarten 2001

Gerlinghoff, Monika; Backmund, Herbert: Was sind Ess-Störungen? Ein kleines Handbuch zur Diagnose, Therapie und Vorbeugung, Beltz 2001

Grazing: Das neue Diätwunder, Journal für die Frau, Südwest Verlag 2000

Häusel, Hans-Georg: Think Limbic: Die Macht des Unbewussten verstehen und nutzen für Motivation, Marketing, Management, Südwest Verlag 2000

Hamm, Michael: Schlank und gesund ohne Diät, Mosaik Verlag, München 1997

Hamm, Michael; Malz, Cornelia: Schach dem Schmerz! Mit richtiger Ernährung gegen chronische Schmerzen, Humboldt-Taschenbuchverlag 1993

Hendel, Barbara; Ferreira, Peter: Wasser und Salz. Urquell des Lebens. Ina Verlag 2001

Hüther, Gerald: Biologie der Angst: Wie aus Stress Gefühle werden, Vandenhoek & Ruprecht 1999

Jacobi, Corinna; Thiel, Andreas; Paul, Thomas: Kognitive Verhaltenstherapie bei Anorexia und Bulimia nervosa, Beltz 2000

Jochims, Imke: Zucker und Bulimie, Hedwig Verlag 2003

Logue, Alexandra W.: Die Psychologie des Essens und Trinkens, Spektrum Verlag 1998

Peseschkian, Nossrat: Der Kaufmann und der Papagei. Orientalische Geschichten als Medien in der Psychotherapie, Fischer Taschenbuch 1979

Zittlau, Dieter: Muskeltraining für die Idealfigur, Südwest-Verlag, München 1999

Stichwortverzeichnis

UNSER LESER-SERVICE FÜR SIE

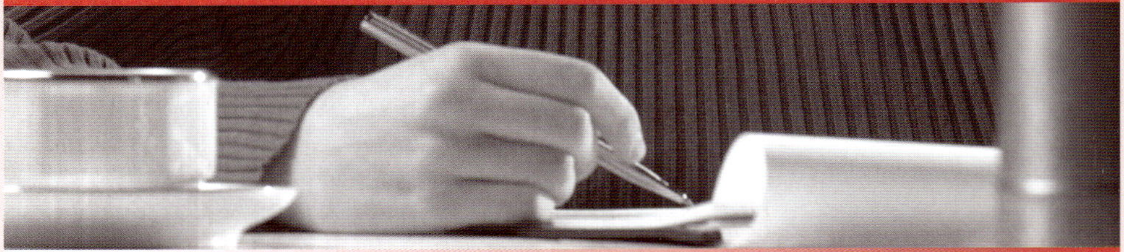

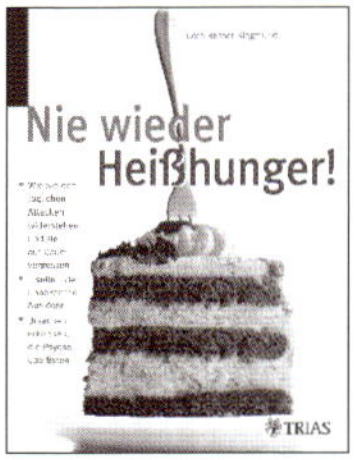

Liebe Leserin, lieber Leser,

wir freuen uns, dass wir Ihnen mit diesem Buch weiterhelfen konnten. Fragen zum Inhalt dieses Buches leiten wir gern an die Autorin oder den Autor weiter.

Auch Anregungen und Fragen zu unserem Programm wie auch Ihre Kritik sind uns herzlich willkommen!

Denn: **Ihre Meinung zählt.**
Deshalb zögern Sie nicht – schreiben Sie uns!

Ihre

Sibylle Duelli

- Adresse: Lektorat TRIAS Verlag
  Postfach 30 05 04
  70445 Stuttgart
- E-Mail Leserservice: heike.bacher@medizinverlage.de
- Fax: 0711-8931-748